好妈妈书架

小儿推拿专家教
捏捏按按百病消

缘缘 吴华 著

经典指南+食疗版

U0311712

机械工业出版社
CHINA MACHINE PRESS

中国纺织出版社有限公司

本书针对孩子身体上五大系统30种常见问题，提供对症的小儿推拿和食疗方案，并且分享了四季保健的推拿手法和四季五补的食疗理念，以分步骤彩图的形式，深入浅出地引导家长更好地了解小儿推拿，即学即用，真正把这种绿色中医疗法和三餐四季的食养方案结合起来，更好地守护孩子的健康。

图书在版编目（CIP）数据

小儿推拿专家教　捏捏按按百病消：经典指南+食疗版 /
缘缘，吴华著. — 北京：中国纺织出版社有限公司：
机械工业出版社，2020.3
ISBN 978-7-5180-7230-9

Ⅰ. ①小… Ⅱ. ①缘… ②吴… Ⅲ. ①小儿疾病 – 推拿 Ⅳ. ①R244.15

中国版本图书馆CIP数据核字（2020）第041903号

机械工业出版社（北京市百万庄大街22号　邮政编码100037）
策划编辑：刘文蕾　责任编辑：刘文蕾　张清宇
封面设计：吕凤英　责任校对：姜玉霞
责任印制：孙　炜
北京联兴盛业印刷股份有限公司印刷

2020年6月第1版·第1次印刷
169mm×239mm·15.75印张·221千字
标准书号：ISBN 978-7-5180-7230-9
定价：59.80元

电话服务　　　　　　　　网络服务
客服电话：010-88361066　机 工 官 网：www.cmpbook.com
　　　　　010-88379833　机 工 官 博：weibo.com/cmp1952
　　　　　010-68326294　金 书 网：www.golden-book.com
封底无防伪标均为盗版　　机工教育服务网：www.cmpedu.com

不忘初心，让中医生活化

收到吴华的邀请，希望我能给她的新书写序，我十分感慨。吴华是我的得意弟子。五年前，在她的博士生导师吴勉华教授和中国药膳研究会前会长沙凤桐教授主持下，她正式拜师，向我学习饮食养生，尤其是花膳制作。可以说，作为最早一代把中国药膳食疗向大众科普的老中医，我和我的先生王凤岐教授都对这个勤奋努力的学生颇为赞赏。这些年，她在这个领域不断地耕耘、精进，如今她和缘缘老师合作，首次把小儿推拿和小儿食疗结合起来，针对小儿常见的问题为父母提供了一套切实可行的家庭解决方案。

这本书中提到的小儿推拿和中医食疗，都是非常好的中医调理方法。小儿推拿是以阴阳五行、脏腑经络等学说为理论指导，运用各种手法刺激小儿的穴位，以达到调整脏腑功能、治病保健目的的一种方法，早在明代就形成了一套完整的体系。这几年，越来越多的父母开始重新认识和使用小儿推拿，为孩子调理身体、缓解病痛，真的让人欣喜。中医食疗的历史更是源远流长，

"药食同源"的饮食理论是中华民族对世界最伟大的贡献之一。书中反复提到的"四季五补"理论，非常值得大家学习。孩子脾胃娇嫩，生病时如果可以在推拿之余，辅以温和的食物进行调养，就再好不过了。

不管是推拿还是食疗，都需要父母付出非常多的耐心和爱心，以不怕麻烦、不知疲倦的态度去学习、应用。只有这样，才能真正地领悟中医文化给生活带来的益处，既不盲目相信，也不盲目质疑。

中医既是一种系统的生命观，又是一种朴实的生活观，既博大精深，又平易近人。我一辈子学中医、用中医，受益无穷，也希望更多的人可以用中医来为自己和孩子的生命健康服务，让中医生活化，是把中医文化真正地融入生活的三餐四季中，这既是我们中医人的使命，也是我们的初心。

最后，祝愿孩子们健康成长。祝愿天下父母都能通过自己的努力，使孩子和自己收获更加健康、快乐、满足的人生！

中国保健协会副理事长
著名中医养生专家

把推拿当作爱的礼物送给我们的孩子

自 2009 年开始推广小儿推拿至今，我手把手指导过几万名家长系统地学习小儿推拿这种绿色、安全、有效的中医外治疗法。特别是在孩子疾病的萌芽阶段，通过有效的辨证，捏捏按按孩子的经络，就可以让疾病大化于小，小化于无，充分体现了中医"治未病"的优势。

10 年间，我的线上线下教学不下千场，期间经历了从初为人母实践小儿推拿，到不断累积临床经验、指导家长的过程。一转眼我的女儿雨欣已经 12 岁了。这 12 年里，她从来没有去过医院，也没有因为生病打过针、吃过药，所有疾病都是在推拿和艾灸的帮助下痊愈的。

10 年间，我也与很多学生保持着很好的关系。每到一个城市，都会有以前的学生与我交流，跟我分享推拿的心得和益处。每次分享都让我充满感动和感恩。

2019 年 11 月底，我飞往厦门讲课。讲课前一天有一个线下沙龙，十几位妈妈欢聚一堂，其中一位是我早期福州班的学生林沁。那天她特地赶过来看望我，也和我们分享了过往的小儿推拿实战经验。

她的孩子前段时间得了一场肺炎。医生认为病情非常严重，至少需要输液21天。当时她和我一起分析了孩子的问题，综合考虑后我们都认为，输液虽然能消炎，但很伤脾胃，也可能会破坏肠道菌群的平衡。后来，林沁还是决定用推拿调理。特别神奇的是，在接下来的两天里，她的孩子第一天吐了两碗痰，第二天吐了一碗痰，之后肺炎便痊愈了。最重要的是，痊愈后孩子的体质得到了明显的提升和改善，以前非常严重的过敏问题也得到极大的缓解，我都觉得非常惊奇。当然，我举这个例子，并不是鼓动大家"质疑医生，排斥医院"，妈妈一定要理性认识这个问题，孩子的很多疾病，需要通过医生来确诊，小儿推拿只是让我们看到了调理疾病的另外一种可能性。而这个可能性的前提就是，对于小儿推拿的信念——是否相信小儿推拿的作用并真正动手坚持为孩子做推拿！

让我欣喜的是，这两年的课程班上，越来越多的爸爸和祖辈开始参与学习。所以，这本新书不仅仅是写给妈妈的，而是写给广大家长的，大家不需要有非常专业的医学背景和知识储备，只需要一颗疼爱孩子和愿意学习的心。

我在这本书中更系统、更全面地解读了中医基础理论中的阴阳五行理论，增加了辨证的方法。书中针对每种疾病推荐的推拿手法，都经过我或者我的学生亲身实践，证实是行之有效的。即使是对小儿推拿没有任何概念的初学者，也能通过书中的介绍，学到很多简易的推拿方法，帮助孩子预防和治疗一些常见疾病。需要特别注意的是，我在本书中使用的是海派小儿推拿手法，与其他派别小儿推拿手法最大的不同在于，手上五经的推拿方向和次数要求（尤其是清肺经、清肝经和清心经）。海派小儿推拿手法并非我自己发明，而是从中医学院学到的，因为我在实践中发现它效果显著，所以推荐这种手法。

除此之外，我还特别邀请了我的好朋友、中国著名的食医专家吴华老师与我一同创作。她在每种常见疾病的推拿手法外，对应分享了缓解这种疾病可以选择的食疗方案。特别是对于"四季五补"内容的阐述，写得通俗易懂，是对中医食疗很好的科普。任何时候，无论孩子生病还是健康，家长都可以找到非常好的食疗方案满足孩子的生长发育需求。

小儿推拿和中医食疗不仅是调理疾病的一种有效手段，也是一种传递爱的方式。我常常鼓励大家把小儿推拿当作和孩子之间的游戏来做，让孩子在这个过程中感受家长的爱、温柔和细腻。相信吗？有一天孩子长大后，我们的用心推拿和精心准备的食物都将会是孩子最难忘的回忆和最温馨的礼物。

缘　缘

食物自有力量

有幸受缘缘老师的邀请共同写书，我第一时间积极响应，因为我们的观念几乎不谋而合：对于小小孩童的疾病，非药物疗法安全温和，效果又不输于各种药物，只是对于初为人母的妈妈们来说，没有渠道去学习、了解，我们想把最传统、最安全的中医保健方法普及给大家。

小儿推拿的安全、有效有目共睹，而孩子生病的时候，妈妈们问得最多的一句就是："我能给孩子吃什么？"对于孩子平常摄取的营养及其构成，生病阶段的营养支持以及辅助治疗的饮食，很多家长都茫然不知。甚至有相当一部分家长，一边给孩子用药，一边让孩子吃着阻碍疾病康复的食物，延长病程，给医生帮倒忙。如果我们在饮食上能够安排得当，不仅不会拖后腿，还能够有效地和医生的治疗相配合，加速孩子身体的康复，岂不是更好吗？但很多家长对于食疗一知半解，制作过程也不是很规范，最后的结果就是不断质疑：食疗到底有效吗？用于食疗的食物是不是很难吃？

我想通过这本书告诉大家，食疗的效果从古至今是公认的。

我们都会在孩子受凉的时候，第一时间给孩子喝姜水散寒，产后第一时间用鲫鱼汤、猪蹄汤给产妇下奶，西医院也设有营养科。《中医食疗学》已经列入国家"十三五"规划本科教材，专门用于培养中医本科生。这一切都说明了食疗的有效性、重要性，我们认可食物的力量。

这本书揭开了中医食疗这一古老文化的神秘面纱。大家可以借此初步认识食疗，也会看到很多有趣、有效的食疗方。如果能够给一起育儿的妈妈们带来一点有益的帮助，那我几个月深夜"码字"的辛苦就万分值得！

最后，祝愿所有的孩子，平安健康，快乐成长！

吴 华

目 录

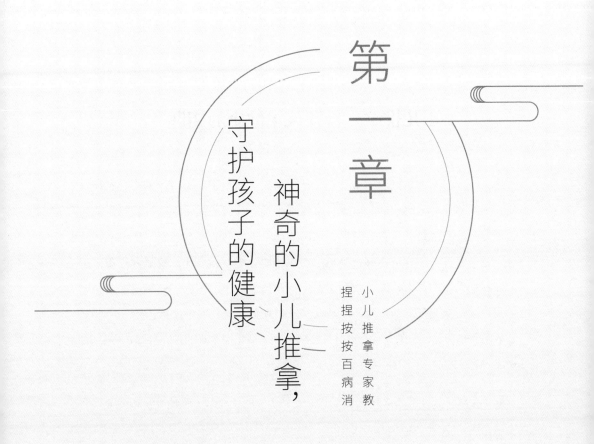

第一章

神奇的小儿推拿，
守护孩子的健康，

小儿推拿专家教
捏捏按按百病消

01.

小儿推拿，打开孩子健康的钥匙

作为一个母亲，最揪心的事莫过于孩子生病。当孩子因为身体不舒服而烦躁不安、哭闹不止时，妈妈的心里别提多纠结难过了。看着孩子吃药打针时痛苦的小脸，妈妈的心都要碎了。有时候，妈妈甚至希望生病的是自己而不是孩子。

究竟有没有一种方法能够帮助孩子增强体质、缓解病痛呢？我国古代众多医学家经过上千年的探索，终于找到了一把打开孩子健康的钥匙——小儿推拿。无论是我自己在女儿身上的实践，还是众多学员在孩子生病时的实际运用，一个又一个案例不断地验证：在应对儿童常见疾病方面，小儿推拿真的是一种绿色、安全、见效快的治疗方法。

第344期郑州班学员浅笑在群里做了一个分享：只用了3天时间就搞定了孩子的感冒发烧。

头天晚上孩子因为踢被子着凉，次日早上鼻子不通，到了晚上就开始流鼻涕。以前她都是带孩子去医院拿一堆药，回来吃一周，有时孩子还会并发其他症状，然后再去拿药……而这次她只做了几天对症的推拿就见效果了。

类似这样的案例太多太多了。每天都有很多妈妈十万火急地向我求助，也有许多家长开心地告诉我，他们用小儿推拿帮助孩子治愈了疾病。

有些妈妈虽然没有系统地听过我的课，但借由我的博客和微信订阅号学习了孩子生病时的各种推拿手法，帮助孩子远离了疾病的困扰。

牛牛是一个早产儿，身体一直不好，生下来仅5个多小时就因为新生儿肺炎而住院，医生下了两次病危通知书，幸运的是，牛牛顽强地挺了过来。

因为体质弱，从4个月开始，牛牛不断地感冒，最初打针就能治愈，到后面必须要输液才能好转。俗话说"病在儿身，痛在娘心"，牛牛每次生病，妈妈都寝食不安。但是为了战胜病魔，又必须狠下心强按着孩子去打针输液。

半岁时，医生诊断牛牛患有哮喘，为了让牛牛增强抵抗力，妈妈给他吃了很多提升免疫力的药，但疗效甚微，牛牛哮喘的症状越来越严重。在他1岁多时，只要一感冒，哮喘就会发作。由于经常打针吃药，牛牛一看见穿白大褂的人或是看见妈妈拿着药瓶就会紧张得大哭。就在牛牛妈妈倍感焦虑、不知所措的时候，无意中发现了治疗小儿哮喘的推拿手法，她用这种手法每天给牛牛推拿，牛牛的症状大大缓解，哮喘竟然也没有再发作。

没错，小儿推拿就是这么神奇！有些妈妈问我，学习小儿推拿之后就不用去医院了？妈妈自己就能当医生了？这里我要特别说明，小儿推拿是一种保健手法，也是一种有效缓解疾病的辅助手段。学习小儿推拿并不是为了把妈妈们培养成专业的医生，医生所具备的系统的医学知识与丰富的临床经验，是没经过系统学习的妈妈们无论如何也取代不了的。学习小儿推拿只是为了让妈妈们通过推拿有效地激发孩子自身的阳气，也就是我们常说的免疫力，从而达到对抗疾病的目的。通过小儿推拿，妈妈可以用爱心与信心为孩子搭建一座通向健康的桥梁，能够在孩子生病时使用一种更加绿色、更容易获得配合的方法，有效地守护孩子的健康。

02.

小儿推拿的优势是很多药物都无法比拟的

在谈论小儿推拿的优势之前，我想先谈谈人体自身的免疫力。人类能生存繁衍下来，除了优胜劣汰以外，还在于自身非常强大的免疫系统与自愈能力。有些疾病，靠人体自身的免疫系统进行调节就能治愈。

孩子也不例外，他们天生就有免疫力。但免疫力是一件很奇妙的"武器"，如果你经常刺激它，让它经受锻炼，它就会越来越强大。也就是说，孩子有点小病小痛时，妈妈可以先让免疫细胞和病毒大战一场，免疫细胞在这场战役中会越挫越勇，战斗力也就会越来越强。反之，如果孩子一生病，就马上用药物进行治疗，免疫细胞就没有机会得到锻炼，不能进行系统的训练，活力自然越来越低，孩子的体质就会越来越差，也会越来越频繁地生病。我常常见到这样的孩子：出生的时候七八斤，刚开始体质也还好，但越大身体越差，最后竟然被诊断为过敏性体质。

为什么这样的孩子在我们的生活中越来越多呢？过早过多地使用药物可能是导致这种情况的原因之一。现在很多家庭都只有一个孩子，对孩子的看护特别细致周到，孩子有一点头痛脑热，马上去医院就医。这样做的结果是确实很多症状都改善了，但孩子的体质却越来越差。家长的心愿无非是希望孩子能在最短的时间内好起来，甚至希望孩子一吃药马上就好，但是疾病的治疗远没有那么简单。

莎莎的孩子从 4 个月第一次发烧到现在 5 岁以来，生病越来越频繁，身体越来越差。最初孩子生病吃点药就痊愈了。1 岁多时，因为感冒导致白细胞指数过高，在医生的建议下打了点滴。从此以后，每次孩子生病，一定要打点滴才能好。到后来，孩子生病的间隔越来越短。孩子 5 岁时，一次感冒过后，突发过敏性紫癜，必须依靠激素进行治疗。

莎莎问医生为什么会这样，医生告诉她，可能父母双方的基因里都携带隐性的过敏性紫癜基因，在孩子身上就变成了显性的基因。莎莎觉得很奇怪，为什么出生的时候孩子没有任何问题，长到 5 岁反而变成了先天性过敏体质呢？

现在，很多孩子动不动就被诊断为先天性体质不好。真的是这样吗？在我看来，可能不是孩子先天体质不好，而是孩子生病后，用药过猛，孩子自身的免疫系统不能发挥作用。这就好比两军对垒，刚开始我方士兵已经做好充分的应战准备，但还没正式迎敌，一股外来的力量就把敌人杀得精光。几次之后，我方士兵发现自己不需要动手，自然有外力去干掉敌人，于是变得越来越消极，到最后完全没有任何作为了。而敌人呢，并没有因此而变得软弱，相反，他们每次会集结更多的力量，来势汹汹。在我方士兵消极抵抗的情况下，就需要不断加强外力来应对敌人的攻势。于是给孩子吃的药就越来越猛，而孩子的身体也就越来越差，一点点病菌的侵袭就会弄得人仰马翻。我们人体自身的免疫系统本来非常强大，但我们却过分依赖药物而将其弃之不用，就使其形成了惰性，最后也不能为人体所用。免疫系统的破坏和缺失正是现代慢性病发展的重要因素之一。

永华的孩子 2012 年 10 月患了鼻炎，治疗了很久也不见效，而且鼻炎导致孩子动不动就感冒，晚上还必须张着嘴睡觉，呼噜声特别大。去医院检查后，医生说孩子腺样体肥大，建议手术治疗。后来永华用治疗鼻炎和腺样体肥大的手法给孩子推拿，两个多月后，久治不愈的鼻炎和腺样体肥大慢慢好了，感冒频率也降低了，孩子睡觉的时候基本都闭着嘴，呼噜也基本没有了。自然，孩子也不需要动手术了。

可见，很多疾病并不是孩子身体器官出了问题，而是我们没有找到更有效的治疗方法。想让孩子有一个强健的身体，就需要让孩子自身的免疫力去发挥作用，抵抗疾病的进攻，而小儿推拿作用于孩子的经络就可以缓解病痛，是开启孩子免疫力的钥匙。

我们的祖先在对人体生理秘密的探索中发现了经络，经过上千年的反复实践，总结出宝贵的临床经验和丰富的理论体系，以供后人学习和使用。小儿推拿就是在人体经络的基础上，根据孩子的生长发育及发病特点，在其体表特定的穴位或者部位施以手法，用来防病治病或助长益智的一种外治和保健手法。孩子生病时，妈妈用自己的双手帮助孩子按一按、推一推，就能刺激其免疫系统，让孩子用自己的力量去战胜病魔。

大部分孩子的常见问题和疾病，例如感冒、咳嗽、发烧、便秘、腹泻、消化不良、夜啼等，使用小儿推拿都能取得很好的效果。孩子感冒了，给他开天门穴，推坎宫穴，揉揉太阳穴，就能激发孩子自身的抗病能力；孩子咳嗽了，给他按按肺俞穴、膻中穴，揉揉掌小横纹，就能起到润肺止咳的作用；孩子发烧了，给他清清天河水，就能很快退烧，既安全又有效！

在人体经络中，很多穴位具有双向调节的功能，而且会根据病人体内的情况自动选择。比如孩子患了病毒性肠胃炎，很多妈妈不知道此时是该让孩子把毒素拉光，还是要止泻。这时可以揉中脘穴，分推腹阴阳，这两个穴非常聪明，就像两个智能穴一样，能自己发挥作用，该补的时候补，该泄的时候泄，自动把身体调节到健康模式。

小儿推拿是单纯地靠激发经络的调整和修复能力，而不是依赖药物发挥作用的，所以它没有药物的不良反应。妈妈们如果能坚持给孩子推拿，可以帮助孩子启动和增强自身的免疫力。

除了能帮助孩子祛除疾病，小儿推拿还能增进亲子之间的感情。很多妈妈都在寻找好的亲子互动方式和游戏，我真切地觉得小儿推拿是非常好的方法！孩子不仅能在推拿中感受到妈妈的爱、温柔与细腻，还会把这份爱回馈给妈妈。很多学员告诉我，给孩子推拿后，与孩子的关系更亲密了。我用推拿陪伴女儿雨欣的成长，她12岁了，跟我的关系非常亲密，与许多青春期叛逆的孩子不一样，我们每天分享心情和秘密，就是在我给她推拿和艾灸的时候。这些点滴的时光都成为我们特别美好的回忆。而且她的专注力和学习能力都非常棒，在学校轻松当了"学霸"。

03.

孩子的生理特点造就了小儿推拿的神奇

或许有些妈妈会问："按一按、推一推有那么神奇吗？"没错，我们的身体就是这么奇妙，这些看不见的经络能有效刺激人体的免疫系统，使其发挥作用。尤其在孩子身上推拿，效果更佳。小儿推拿非针非药，是纯绿色的外治和保健手法，但它的效果却堪比成人针灸，同样的疾病，成人必须要依靠用药或扎针才能治愈，但孩子只需要使用力度均匀、柔和平稳的推拿就能激发自身的免疫力，从而治愈疾病。

孩子生长迅速，但又娇嫩无比。我国古代中医学家经过上千年的探索与研究，把孩子的生理特点归纳为"生机蓬勃，发育迅速""五脏未实，形气未充"两方面。

孩子生长发育的速度比成人快得多，一个出生时仅50厘米长、6斤多重的小婴儿，经过两个月的悉心照料，身长可以增加10厘米左右，体重更是可以翻番。当孩子的身体发育极为迅速时，他便生机勃勃，充满活力，就是所谓的"生机蓬勃，发育迅速"。

我们经常说孩子是纯阳之体，正是根据这一特点总结的。"纯阳"指的是孩子内在的发育动力正以一种不可逆的向上驱动力，催促孩子的身体机能不断成熟、完善。这种内在驱动力会帮助孩子变得更好，我们只要顺势而为之，在孩子发育中不帮倒忙，他就会越来越好，越来越强壮。

同时，孩子的身体非常娇嫩，五脏六腑还没有发育完全，肌肉、骨骼等都很柔弱，外界一点点气温的起伏都可能引起身体的不适。比如一到春秋天节气转变时，冷热变化异常，孩子就特别容易流鼻涕、感冒。另外，饮食稍微油腻一点或是摄入太多肉类、海鲜等高蛋白、高热量的食物，就容易消化不良。追根究底，就是孩子的脏腑功能还没有充分发育，消化功能和呼吸道功能都不完善，抵抗力不足。这就是古人总结的"五脏未实，形气未充"。

在中医理论中，我们也可以说孩子乃"稚阴""稚阳"之体，指的就是孩子的体质发育还不成熟，病情容易多变。容易着凉，也容易上火；容易便秘，也容易腹泻；经常流鼻涕，有外感表证，也时常出现食积、口臭等内热实证。更有甚者，这些症状复杂地出现在同一个孩子身上，让不懂中医的妈妈们在辨证时经常晕头转向。

这两个特点交汇在一起就会出现这样的现象：一方面，孩子身体柔弱，特别容易被感染，动不动就由感冒发展成肺炎，从咳嗽变成哮喘；另一方面，因为身体增长迅速，阳气旺盛，疾病常常是来得快，去得也快。因为这两个看似矛盾的生理特点，妈妈常常被孩子弄得不知所措：有时候孩子高烧到39℃，精神状况还特别好，妈妈着急得不得了，孩子自己却跟没事人似的。

为什么会这样呢？睿智的古人又归纳了孩子发病时的两大特点：

一是"发病容易，传变迅速"。因为孩子脏腑娇嫩，形气未充，机体和功能较为脆弱，抵抗疾病的能力也弱。比如同等致病条件下，孩子就比较容易受到外界环境的干扰。一变天，孩子的适应能力比较差，就容易感冒、发烧和咳嗽。另外，孩子在自身的抵抗力、免疫力不足的情况下，生病后病情发展得比较快。比如高烧不退，如果是外感所致肺炎，热是由肺产生的，肺部失调，气机不利，产生热量，又马上传给五脏六腑，五脏六腑都出现"短路"进而发热，所以这时特别容易出现高烧不退的症状。

二是"脏腑清灵，易趋康复"。孩子生机蓬勃，活力充沛，患病后机体恢复快，修复能力强。曾经见过一个孩子，因为化脓性扁桃体炎烧到39℃，整个人昏昏欲睡，一点精神也没有。我指导孩子妈妈给他推300次天河水，在天突穴处吮痧。做完大概15分钟，孩子出了一身汗，体温直线下降，立刻精神起来，缠着妈妈讲故事、玩玩具，像没事人一样。孩子生病时不会像成人那样因为病情或外部刺激而产生忧郁、焦虑、恐惧等负面情绪，也不会像老年人那样痼疾久病、缠绵病榻，他们时时刻刻活在当下。所以，经络稍微被刺激，就会发挥非常积极的作用，把疾病赶走。

如果能把孩子的免疫力激发起来，就算孩子病情发展迅速，也能很快康复。很多妈妈一看到孩子生病就非常紧张，希望阻止疾病的进一步发展和恶化。所以一些处理力法也都是治疗"已病"，而不是治疗"未病"，用的药物往往也是过重过激的。但大部分药物是孩子弱小的身体无法代谢掉的，只能积存于体内，抵抗力也就会跟着降低。在这方面，小儿推拿显然安全得多。

孩子五脏六腑没有被污染，很干净，而且经络表浅，非常敏感，所以不需要用很大力量去推拿。只要科学的推拿作用于脏腑经络后，效果就会非常明显且快速。孩子的经络与成人不一样，孩子百脉汇于两掌，在所有的特定穴位中，有近70%分布在两掌上。脾经、肝经、心经、肺经、肾经这五条最重要的经络也集中在手掌上。把这些经络激活，就能抵挡疾病。因此，当孩子身体不适，出现疾病时，推一推、按一按就能够发挥神奇的作用。

孩子越小越容易患病，但越小经络往往越敏感，推拿几个简单的穴位就可以搞定大部分的常见问题。我女儿雨欣两岁之前除了一次伤风感冒用了将近一周时间才调理好，其他的感冒基本上才"冒个头"，就被我用小儿推拿消灭在萌芽状态了。有好多父母在孩子生病的时候只知道心急如焚地去求医，通过抗生素等猛药把孩子的身体搞得越来越糟。更有甚者，现在孩子发病急，不让用抗生素，就用激素药，这都是在极大地透支孩子的身体精元，解决一时之需，却不能从发育规律上理解孩子的内在需求，从而通过改善体质来解决问题。

纯阳之体的孩子，其内在的发育动力和修复能力都在帮身体快速痊愈、长大成熟，所以父母即便不懂中医也不要过度焦虑。当然如果你有小儿推拿一技在手，那么你的孩子将会有一个幸福安康、绿色快乐的童年。

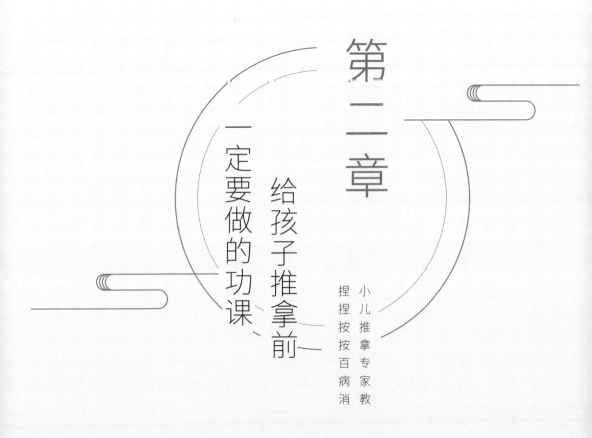

第二章

给孩子推拿前，一定要做的功课

小儿推拿专家教

捏捏按按百病消

要想在日常生活中正确地使用小儿推拿，掌握一些基本的中医知识、辨证思路和小儿推拿手法是非常必要的。另外，非常重要的是，在孩子生病期间要知道如何正确地安排孩子的饮食。三餐是维持人体生命活动的物质基础，是否给孩子提供了正确的饮食，决定着病程的长短及康复的快慢。即使遇到再高明的医生，运用再好的推拿技巧，但一边治疗，一边吃着加重病情的食物，那也只能是事倍功半。

中医知识能帮助我们更加有效地辨别病情，各种推拿手法是正确使用小儿推拿的基础，而正确的饮食，则是小儿推拿的助力所在。妈妈们做了这些功课，掌握了这些知识，才能使小儿推拿发挥积极的作用。

01.

五脏的特点在孩子身上表现得特别明显

第一章我们提到孩子的发育特点是"五脏未实，形气未充"，所谓五脏，是指心、肝、脾、肺、肾五个脏器。中医的五脏不是指单纯的器官，而是以器官为主体的整个系统的总称。就拿"心"来说，西医的"心"单纯指心脏。但中医的"心"不仅仅是一个心脏，它还代表了一个系统，其功能可以主血脉和神志。"五脏"是中医的基础，在临床指导辨证以及通过脏腑经络调理疾病时会给我们特别多的提示和指导。

孩子的经络和成人有很大的不同，很多穴位以点、线、面的形式存在，可简单归纳为"小儿百脉汇于两掌"。跟调理身体、预防疾病以及治疗疾病有关的重点经络和穴位很多都集中交汇在孩子的手掌。脾经、肺经、肾经、心经、肝经这五条重要经络也都集中在手上。具体对应方式是这样的，大拇指指面对应脾经，食指指面对应肝经，中指指面对应心经，无名指指面对应肺经，小手指指面对应肾经。接下来我们逐一进行了解。

1. 脾系统——脾常不足

孩子是稚阴、稚阳之体，脾胃的生理特点是"脾常不足"。也就是孩子脾胃所主的消化系统功能尚未发育完善，很容易受外界饮食不节的影响，时而便秘、时而腹泻，时而厌食、时而食欲亢奋。充分体现了孩子的阴和阳都不稳定，容易变化。

说到脾时，我们经常想到的是"脾胃"两个字，所以我们先来讲讲脾和胃到底是什么关系。脾和胃是一对"好兄弟"，也是最主要的消化器官，居于人体的中焦，负责运转营养和传递能量，所以要想身体好，离不了这"两兄弟"的帮忙。中医认为"脾与胃相表里，脾开窍于口，其华在唇"。脾胃主后天之本，是气血生化之源，思虑过度易伤脾。

脾胃主运化。"运"是输送、转运的意思，也就是把吃进来的食物进行分解并按时把糟粕排出体外的过程。而"化"则是消化、吸收的意思，也就是把食物变成人体可以吸收的水谷精微等物质，供人体维持正常的生理活动。从这两个字的字面意思，我们可以知道脾胃主要负责为身体输送营养。如果孩子脾胃虚，就会表现为食欲不佳，消化不良，吸收不好，面色发黄，唇色发白，气虚便秘或者大便不成形，而且长得瘦小。脾胃盛则食欲亢奋，但往往也由于吃得太多来不及吸收，大便多或者大便粗。有的孩子容易肛裂，就会畏惧大便，从而出现便秘、口气重等现象。

精神状态也会直接影响脾胃的状态，通常心思重、思虑多的时候胃口也不会太好。而胃口的好坏又会影响到后方的补给系统。只有拥有好胃口，才能拥有强大的后方补给系统，免疫力才会增强。如果我们在吃饭的时候总是担心孩子消化不好，这种焦虑和担心的负面情绪，也会影响到孩子的吸收。

脾还负责生血统血。如果脾胃长期虚弱，孩子总是不爱吃饭，或消化不良，则生血无源，统血无力，会出现血虚、贫血的现象，去验血时也会发现孩子有缺铁、缺锌、缺钙、缺维生素等症状。碰到这类情况时我们都会给孩子补充营养剂来改善问题，但是我也碰到过很多贫血的孩子一吃补铁剂，血象指标很快会改善，但是一旦停止补铁，就会故态萌发。究其根本就是脾胃的吸收功能跟不上，不增强吸收功能，很多营养剂的吸收和食物当中维生素的转化都是很难改善的。

"脾"有一个脾气，就是喜燥恶湿。湿气重有很多种表现形式，比如一个人特别容易疲劳，身体总觉得很沉，做事提不起精神，大便也容易挂壁、溏泄，等等。脾虚生湿，再加上孩子爱吃甜食，就会使湿气凝结成痰。中医有一句话："脾为生痰之源，肺为储痰之器。"讲的是不要只顾着化解肺里的积痰，还要特别注意痰的源头在于脾虚，健脾才能真正解决痰的根结。所以，当发现孩子咳嗽有痰的时候，需要特别注意给孩子忌口，切记病从口入，饮食要尽量清淡，不要让脾胃有过多的负担，否则会有源源不断的痰生出，咳嗽就不易治愈了。

针对孩子脾胃的生理特点"脾常不足"，古训则有云："欲要小儿安，常带三分饥和寒。"这"三分饥"，就是少吃多餐，孩子每餐七分饱，就不至于腹胀、消化不良，或者便秘、腹泻了。有一次我在上海讲课，其中一个学员是孩子的奶奶，学习特别认真。她说在她原来的观念中，总觉得孩子吃不饱、吃不好怎么会有抵抗力，所以每次孩子生病都紧着孩子吃，追着孩子喂，儿媳妇不让吃，她还不高兴，总是偷偷喂孩子。几次病情加重，回想起来都有食积、便秘等症状。

在日常保健中，脾虚的孩子可以常常补脾经，即在大拇指指面顺时针旋推。如果胃火太盛，就清胃经，从大拇指外侧指根推向指尖。

2. 肺系统——肺常不足

五脏未实的孩子还有一个很明显的特点就是呼吸系统发育不完善，所以经常感冒、流鼻涕、鼻塞、咳嗽、发烧。这些问题特别多见的一个原因就是孩子"肺常不足"。

中医讲："肺与大肠相表里，肺开窍于鼻，主皮毛。忧伤肺。"

肺为娇脏，为"华盖"，在人体的上焦，对其他脏腑有遮盖和保护的作用，但本身又比较娇气脆弱。在呼吸过程中，肺主呼气，肾主纳气，上焦下焦相呼应，达到呼吸系统的内在平衡，其实不单单肾参与呼吸，其他脏腑也会参与其中。如果肺部有病，除了可能出现胸闷、咳嗽、喘促、呼吸不利等症状外，其他器官也会受牵连。比如咳嗽，初期只要清清肺就好，如果咳嗽久治不愈，一定要注意补肾。咳嗽是"初病在肺，久病在肾，中期在脾"。如果咳嗽有痰，则需要考虑脾的运化问题，因为"脾为生痰之源，肺为储痰之器"。

肺开窍于鼻。鼻子的状况直接反映肺的状况。肺部正常，鼻子就能正常工作，过滤干燥、湿冷的空气，把灰尘、病毒等阻挡在外。鼻窦就像一个智能的中央处理器，能把干燥、湿冷的空气调整为人体需要的状态后再输送至肺部。而鼻毛就像一个清洁工，不断地进行大扫除，把垃圾排除在外。当鼻子受凉时，鼻毛就会变得懒惰，造成垃圾堆积成山，呼吸不畅，这时人就会张开嘴，用嘴呼吸。这样最直接的后果就是导致病毒没有任何阻碍地长驱直入，直接进入肺部，引发咳嗽等症状。

风寒束表时，肺气不张，所以身冷、无汗，周身毛孔闭合，流清涕，此时应以发汗解表为调理思路，多捏脊，多擦背。当孩子鼻子不通、呼吸不畅时，妈妈需要及时给孩子擦鼻翼两侧，让鼻子恢复工作。

肺部的生理特点是"肺常不足"，外界温度变化一剧烈，春秋冷热交换之际，或是夏天、冬天室内室外温差太大时，孩子就特别容易感冒、咳嗽，反反复复打针吃药还会导致免疫力下降，可能引发鼻炎。鼻子是肺的窗户，感冒着凉时，通常是鼻子最先有征兆。

肺能宣发卫气和津液于全身以温润肌腠皮肤，因此，肺还负责保护皮肤，1岁以内的孩子"肺常不足"，皮肤上就容易出现湿疹、荨麻疹等问题。

另外，肺肃降无力时，大肠则不得力，所以"肺常不足"的孩子还经常会有便秘的症状。这个时候，帮孩子推推肺经，就特别见效。孩子的肺经在无名指指面上，从指尖推向指根为清肺经（注意：本书中使用的推拿手法属于海派手法，与其他派别的推拿手法最大的区别在于清肺经、清肝经、清心经的推拿方向和次数要求。这是我在传统中医院学到的，经实践发现效果显著，所以本书中采用这种手法），在无名指指面上顺时针旋推为补肺经。

3. 肾系统——肾常不足

孩子除了常见的消化系统和呼吸系统功能薄弱以外，从形气未充的角度我们分析出来的结论是，肾常虚。"肾常不足"不是病理问题，而是孩子发育过程当中的一个特点。

中医认为，"肾与膀胱相表里，肾为先天之本。肾开窍于耳，主二阴（大小便），肾主骨，生髓，牙为骨之余，其华在发，恐伤肾"。

肾系统是所有五脏六腑中管理事务最多的一个系统，位于人体的下焦。肾为元气之根，在我们的生长、发育、生殖及衰老过程中，肾都扮演着极为重要的角色。人老肾先衰。我们可以想象一个老人的特点：耳背，骨质疏松，容易骨折，头发斑白脱落，记忆力下降，常常尿频、便秘。这都与肾气衰微有关。过分惊恐会伤及肾，人受到过度惊吓会尿裤子，就是一个典型的例子。

孩子"肾常不足"，说明肾气发育尚未成熟，从不成熟到成熟有一个过程。刚出生时，孩子骨骼软，头发稀疏，没有牙齿，大小便无法控制。肾开窍于耳，孩子肾气不足，耳朵常常发育不全，随着肾气的不断充盈，听力会越来越好。长大后，孩子的骨骼开始变得硬朗结实，头发也渐渐变得浓密，头脑也越来越聪明。到了青春期，第二性征开始发育，肾在里面起到了很大的作用。

我们经常说肾为先天之本，发育和遗传很多都跟肾气相连。举个例子，男孩以后是否会脱发受家族遗传影响，孩子的身高发育也会受到遗传的影响。所以，给孩子做日常保健时，我们应常补肾经，也就是顺时针旋推小拇指指面（指腹）。

4. 心系统——心常有余

孩子发育的一个明显特点是"生机蓬勃，发育迅速"，在这个背景下，我们会发现孩子精力特别旺盛，相对来讲也容易上火。所以中医讲心主火，孩子的生理特点就是"心常有余"。

中医认为，心与小肠相表里，心开窍于舌，其华在面。心主血脉，主神志，喜伤心。心为君主之官，五脏六腑的大主宰，所以我们称它为帝脏，居于人体的上焦，在两肺之下。

心是全身血脉的总枢纽，心脏不停地跳动，推动血液在脉管中循行不息，周流全身。心脏的搏动是血液循环的动力。心又影响神志，包括意识、思维和情志活动，如我们经常说"用心想一想"，就是讲述心在人的思维活动中的作用。心功能正常，则身体的各项生理功能正常，精神振奋、神志清晰、思维敏捷，对外界的信息反应灵敏。如果心虚，就会心神不安、丢三落四、容易受惊，半夜睡眠容易醒。如果心火太旺，则容易烦躁，入睡困难。

心与小肠相表里。小肠主管小便，心火旺的孩子小便黄，味道特别重，这时就需要清心火，多喝水。

情绪的大起大落、大喜大悲都会影响心系统的运行。孩子"心常有余"，情绪表达非常简单直接，他们说笑就笑，想哭就哭，有时在他们哇哇大哭时打个岔，他们可能马上会破涕为笑。但是如果一个成年人一会儿哭一会儿笑，则是神志失常的表现。

孩子发育迅速，"心常有余"这一特征经常表现为心火旺。心火旺时，孩子舌尖会发红或出现口腔溃疡，小便量少且色黄，睡眠不好。有的孩子不易入睡，有的孩子睡不踏实，哭闹不止。遇到这种情况，首先考虑清心火。心经对应孩子的中指，从中指指尖推向指根为清心经（注意：海派小儿推拿手法中清心经的方向与其他派别不同）。临床操作中，心经宜常清不宜常补，就是常用到清心经的方法，而慎用补法。当心虚受惊时，多用补肾经替代补心经；当患有先天性心脏病或者后天心肌受损时，用补脾经替代补心经。

5. 肝系统——肝常有余

纯阳之体的孩子容易上火的另外一个生理原因则是"肝常有余"。孩子耐心差、脾气躁，发起脾气来有时比大人表现得还烦躁，不过好在他们不容易生闷气，所以不用担心肝气郁结。

中医讲，肝与胆相表里，肝开窍于目，肝主筋骨，其华在爪。怒伤肝。肝在五脏中属于阴中之阳，为将军之官，主决断。

肝主疏泄，能够分泌胆汁，促进食物的消化吸收。肝还维持气血运行，有贮藏血液、调节血量的作用。肝有一个特点就是喜条达，恶抑郁。如果肝气顺畅，则气血调和；如果肝气郁结，则会出现血瘀等现象。很多成年女性月经不调，或是月经前后乳房胀痛或刺痛，就是肝气郁结导致的。

肝开窍于目，眼睛的状况能够反映肝的状况。肝气郁结在孩子身上不太常见，他们更多的是肝气旺盛，所以临床表现为"肝常有余"。肝火旺的特点之一就是眼屎多，尤其在春天，万物复苏，孩子特别容易患过敏性结膜炎或急性结膜炎等眼部疾病。

肝气盛的孩子多表现为脾气急躁、倔强和坚持，当不顺意时动辄哭闹不止。这一特点在孩子生病时尤为突出。孩子一生病，就会比平时爱发脾气，比较烦躁，这正是他们体内肝火虚旺的表现。肝经对应孩子的食指，我们可以多帮孩子清清肝经，就是从食指指尖推向指根方向（注意：海派小儿推拿手法中清肝经的方向与其他派别不同）。

02.

小儿推拿的饮食辅助原则——以食为药

食疗在我国有着源远流长的历史，我们每个人在生活中都或多或少地接触过食疗。比如说，我们痛经的时候，妈妈会给我们冲一杯红糖水；比如说，我们生完孩子时，妈妈会煮鲫鱼汤、猪蹄汤给我们下奶；再比如说，我们受凉感冒的时候，妈妈会赶紧煮一杯姜茶来给我们驱寒……这些都意味着食疗在人们心中根深蒂固的位置。但是，大多数人对于食疗的了解都是碎片化的，并不成体系。大家不知道日常生活中怎样的饮食方式才是正确的；春夏秋冬四季的饮食原则是不是都一样；孩子出现了各种状况，饮食方式应该如何调整，怎样用合适的食疗方法去应对。本节就带大家系统地认识一下小儿食疗。

食疗是一种日常随手可取的机体保健和疾病治疗方法，这种疗法的特殊性和小儿推拿异曲同工，都是无针无药、绿色安全、方便廉价的调理方式。

食物是最平常的东西，大家会认为，食物的作用，一是充饥，二是提供营养，促进人体的生长发育和保持健康的身体状态。但在悠久的中医文化中，食物不仅能提供营养，还能祛病疗疾。因此，中国有一门非常古老的学科——食疗学。

食疗又叫食治，是在中医理论指导下，利用食物的寒凉温热四性、酸苦甘辛咸五味，以及食物在人体中的归经等特性，来调节人体机能，以偏纠偏，或以形养形，使人体获得健康、防御疾病甚至治愈疾病的一种方法。简单地说，好的体质一定是保持正确的饮食和起居习惯获得的，而不是吃药获得的。近代医家张锡纯在其著作《医学衷中参西录》中这样评价食物："病人服之，不但疗病，并可充饥。""药食同源"是中医学对世界最有价值的贡献之一。

食疗在我国的历史可以追溯到两千多年前，《素问·五常政大论》中提出了食疗养生的概念，并给予高度评价："谷肉果菜，食养尽之，无使过之，伤其正也。"东汉名医张仲景在其著作《金匮要略》中说："所食之味，有与病相宜，有与身为害，若得宜则益体，害则成疾。"这说明健康、疾病都和饮食有着极为密切的关系，也就是我们常说的病从口入。

如果饮食不当，确实会造成饮食"致"病。而如果饮食得宜，符合季节以及孩子体质、生理和病理阶段的需求，则会有饮食"治"病的结果，也就是我们所说的"食疗"。张仲景在治疗外感病时，在其名方桂枝汤后注明，要"啜热稀粥一升余，以助药力"，并且主张服药期间禁忌生冷、黏腻、辛辣等食物。这都说明了他对饮食的辅助治疗作用的肯定，并相当重视饮食对疾病和康复的影响。

对疾病的完整治疗过程，其实包含了预防、治疗和康复三个时期。食疗不仅适用于防病和治病，还适用于疾病的康复期，即在疾病初愈时，也可以通过饮食加以调理，直到完全康复。如果骤然进食不恰当的食物，很可能会引起病情缠绵难愈甚至复发，这就是中医所说的"食复"。

很多妈妈应该有过这样的体会，孩子生病以后，无论用什么方法，就是会留个"尾巴"好不了。是否考虑过饮食的因素呢？唐代医家孙思邈主张："夫为医者，当须先洞晓病源，知其所犯，以食治之，食疗不愈，然后命药。"当一个人生病时，应先去探究病因、病源，用食物的偏性来纠正这个病因，如果食疗不愈，再用药物治疗。也就是说，安全平和、不良反应可以忽略不计的食疗，应该是治疗的第一步，而药物治疗应该排在食疗之后。这也是掌管宫廷饮食滋味、温凉及分量调配的食医居于六医之首的原因。

下面从疾病预防、治疗和康复三个方面，普及一下日常生活中食疗的原则和方法。

食疗的前提是好好吃饭。也就是说，孩子有没有正常吃饭。首先我们要看孩子有没有饥一顿饱一顿，好一顿歹一顿。其次要看我们的餐桌有没有自律。今天孩子生病了，我们下定决心好好调整饮食，明天孩子一撒娇，炸鸡、蛋糕、冰激凌一通乱吃，后天又好好吃饭了。如此，看食疗书也好，学习各种知识也好，作用不大。所以说，在讲食疗的原则和方法之前，先提醒大家好好吃饭。

1. 预防疾病的三餐五大原则

（1）时间原则

时间原则包含两个方面的意义：一是遵循四季的变化，遵守四季五补的原则；二是根据一天之中人体经络循行以及运化能力的变化，调整三餐的摄入。

四季五补

四季五补是指春季宜"升补"，夏季宜"清补"，秋季宜"平补"，冬季宜"滋补"，四季宜"通补"它提倡进食当季食物，并做到尽量不吃反季节食物，也就是食疗中的"不时不食"。在这个物质供应比较丰盛的时代，也许很多人都不知道每个季节的应季食物到底是什么，所以盲目地认为，进口的就是好的，千里迢迢运来的就是好的，某一本书上介绍某些事物含有某些成分就是好的。

真正去认识季节和食物的时候，我们可以想一想，为什么某一种食物会在某一个季节成熟呢？比如春季，阳气生发，大自然就会长出很多"发物"，像香椿、荠菜、小蒜头、春笋等。到了雨水、清明节气，降雨逐渐增多，湿气加重，此时就会有艾草这样的纯阳之物开始繁茂生长，防止湿邪侵袭人体。再比如，秋季多燥邪，就会有秋梨、百合这样的润肺食物出现，有助于润燥。

中医认为，天人相应，人与自然是有机整体，每个季节出现的食物，就是人体在那个时候所需要的。如果一时分不清楚哪些是当季食物，我们可以掌握以下的四季饮食原则。

春内应于肝，应以疏肝理气、健脾温阳为主，选用"辛""甘"味道的食物帮助阳气生发，养护脾胃。这个辛味，不指辛辣，而指辛香，是很远都能闻到香味的，比如香菜、小茴香、生姜、韭菜、葱蒜等食物。春季肝经当令，此时，不应该多吃酸味食物或者肝脏类食物补肝，以防止肝气过强克制脾经，而应该养护被肝经克制的脾经，适当进食甘味食物。这个甘，指的是天然食物中的甜味，而不是指各种甜品和商店售卖的糖。

夏季心经当令，需要防止心火亢盛，适当进食宁心安神的食物，比如百合、莲子等。另外，民间常说"冬吃萝卜夏吃姜"，这是因为夏季虽然很炎热，但是阳伏于外，体内阳气其实是不足的，此时应该适当食用温阳的食物。"三伏灸""三伏贴"也是这个道理，在中医的治疗方法中称为"冬病夏治"，是宝贵的中医文化传统之一。

秋季肺经当令，肺为娇脏，喜润恶燥，需要注意的饮食要点是养阴润燥、培土生金。秋燥容易伤肺，造成咳嗽、咽痛；肺主皮毛，秋燥也容易导致皮肤干燥、过敏；肺与大肠相表里，秋燥也会导致大便秘结。因此，秋季润燥，养护肺经非常重要。但是，秋季养护肺经并不仅仅是润肺，还要注意健运脾经。因为从五脏的相生关系来说，脾为肺之母，只有妈妈强大，才能更好地保护孩子；从五脏和五行的对应关系来说，脾属土，肺属金，健运脾经以生肺气的方法，在中医上叫作"培土生金"法。

冬季应注意进补，滋阴潜阳。冬季是人体新陈代谢最慢的季节，是适合固本培元的时节。冬令进补以《黄帝内经》中提倡的"秋冬养阴"为主要原则，并结合冬季寒冷的特点，兼顾温补和养藏肾精的原则，补益肾精。

三餐按需摄入

三餐应合理安排，遵循早餐吃好、午餐吃饱、晚餐吃少的原则。在这里，我要重点强调一下早餐和晚餐。早餐应该营养充足，并且温热软烂易消化。一份合格的早餐，应该由蛋白质、谷物、新鲜蔬果和坚果组成，而不是大家经常吃的粥、包子、鸡蛋，很多人的早餐是重复的结构，比如馒头、包子是碳水化合物，粥仍然是碳水化合物。吃了很多，看起来饱了，实际上营养根本不够。

《中国学龄儿童膳食指南（2016）》建议，早餐应该提供全天25%~30%的能量，至少应该包含谷物类、肉禽蛋类、奶制品或豆类、新鲜蔬果类中的三种或者三种以上的食物。一顿合格的早餐，一定要有足够的热量和蛋白质。也就是说，肉蛋奶应尽量放在早上吃。也许很多人会说孩子早上没有胃口，其实早上是胃经循行之时，胃口应该大开，没有胃口是因为晚上吃得太多或太荤，没有消化。晚餐其实应该保持清淡、易消化，八分饱。晚上人体代谢率最低，塞一肚子高能量食物，孩子会入睡困难，能量无处释放，往往会在入睡时一身大汗，翻来覆去踢被子，导致孩子反复感冒，体质差。

有心的妈妈可以观察一下学校的课程安排，一般主课、重要的课程都是安排在早上。这是因为根据人体的生理特点，早晨七点到九点是孩子学习最有利的时候，此时大脑最需要营养。无论中国的食疗还是西方的营养学，都主张早餐要吃好，而全世界的营养师都主张，晚餐不要吃太多，晚餐塞在肚子里的食物太多，早餐最需要营养时孩子反而吃不下了。

营养指的是一整天的营养，而不是像很多妈妈认为的那样，怕孩子中午在学校吃得不好，晚上多吃。

所以食物应该在需要的时候给孩子，并不是早上摄入营养不够，晚上就能补上，晚上盲目摄入太多，只会帮倒忙。食物不分好坏，适合就是好的。

（2）温凉原则

这里的温凉是针对生冷而言的，一般来说，孩子的饮食应以温凉为主，少食生冷。

中医认为，孩子为纯阳之体，而阳气自生命的起始，到生命的结束，都起着非常重要的作用。万物之生由乎阳，万物之死亦由乎阳。人之生长壮老，皆以阳气为之主；精血津液之生成，皆以阳气为之化。明代医家张景岳指出："阳强则寿，阳衰则夭。"

但阳气的特点是，自一开始就是最高峰，此后的每一天都是在走下坡路。比如，新生儿刚刚出生的第一个月，生长发育速度最快，一个月的身长能增加3~5厘米，体重也是每天一个样，到了满月几乎就像换了一个宝宝一样。另外，孩子新陈代谢的速度也非常快，身上划了一道伤口，第二天就能恢复如初。儿童活泼好动，一刻都不能停下来，一发烧体温就非常高，这些都是阳气旺盛的表现。

而随着年龄的增长，生长速度、伤口愈合速度都会慢慢变缓。到了中年以后，人会逐渐变得怕冷，伤口很久都不能愈合，很久都不发一次高烧，生病了也多是在低热徘徊。正如医书中所云："人到四十，阳气不足，损与日至。"所以，从出生开始，我们就要注意保护阳气。

阳气的损伤，首要原因就是过食生冷。对于生冷的理解，有人认为从冰箱刚拿出来的酸奶不是生冷，有人认为常温的水和水果不是生冷，也有人认为烧熟了的海鲜不是生冷。中医则认为，低于体温的食物（比如常温的水、饮料和水果，冷藏的食物），以及性寒凉的食物（比如海鲜等），都是生冷。建议孩子不是必要的情况下，不要随便买瓶装水或者饮料喝，养成带杯子喝温水的习惯；水果温水泡过再吃；性寒的食物尽量避免，如果非要食用，也要用姜黄、花椒等温性食物搭配烹制，以克制其寒凉之性。

（3）结构原则

一些家长经常会提出这样的问题：孩子能吃能喝，吃得也很好，为什么长不高、长不胖、体质差？还有的家长说，我家的饮食荤素搭配，为什么孩子总是食积、便秘或者便溏，容易发烧？其实，这些家长往往进入了以下三个误区。

第一个误区，认为能吃能喝，就是脾胃很好。实际上，脾经和胃经是相表里的两经，而不是一个概念。由于脾胃二经相互配合，共同完成饮食的受纳、运化，我们经常会同时提"脾胃"。各种肥甘厚味、香精色素造成的视觉、味觉刺激，会让一些孩子食欲旺盛，但是，孩子年龄小，脾经的运化能力并不能跟上被过度刺激的食欲，从而造成"胃强脾弱"。塞了满满一肚子高蛋白、高热量食物，脾经运化负担会很重，往往无法正常完成运化任务，而导致脾经受损。脾经受损会导致什么后果呢？

首先，脾有运化水谷精微的作用，为气血生化之源。如果脾经受损，那么吃进去的食物便无法正常在体内被吸收利用。孩子只是吃了很多，而没有很好地吸收营养，无法充足地生化气血，就会出现面黄肌瘦、虚胖、脸色不好、体质差等现象。

其次，脾为气机之枢，人体五脏气机的升降出入，均有赖于脾经的正常运化。《素问·举痛论》篇提到"百病生于气"，人体很多的疾病，都是由于气机不畅。气机不畅，则会导致大便异常、呕吐、咳嗽，以及晚上入睡困难等。也有一些孩子气机不畅，郁而化火，导致多动，情绪容易急躁，也就是人们常说的"脾气"。此时，家长一定要注意到，高蛋白、过荤、过于精细的饮食结构是罪魁祸首，绿叶蔬菜的摄入，有着非常良好的调节作用。但很多孩子，绿叶蔬菜的摄入严重不足。

第二个误区，认为各种高级食材才能满足孩子的营养需要，进口的牛肉、海鲜、奶制品，都给孩子吃个够。事实上，现在很多家长认为的营养好，仅仅是"自以为的营养好"，不是营养学标准中的营养好。什么叫营养好呢？标准是均衡、多样化。这个多样化不是鱼虾肉蛋奶不重复，实际上，再换花样，它们都属于同一种营养——蛋白质。

妈妈们在孕期应该都见过营养师给出的营养金字塔。

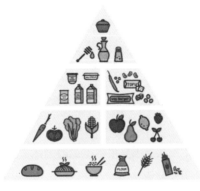

在营养金字塔中蛋白质处于最顶端，营养成分最高，但是它的分量建议却是最少的，而金字塔最下端的谷物和蔬菜是最普通、营养最低的，却是分量建议最多的。这是因为，从西方营养学角度来说，谷物是人体热量的来源，而蔬菜中富含叶酸、B族维生素和纤维素，是人体代谢中必不可少的宝贵成分。从中医理论来讲，《素问·藏气法时论》主张："五谷为养，五果为助，五畜为益，五菜为充，气味合而服之，以补精益气。"也就是说，谷类食物是营养的基础，因此被称为"主食"。很多家长所认为的"主食不重要，肉类最重要"的观念是非常不恰当的；水果是营养中的辅助食物，很多家长认为水果很有营养，可以当成主要食物来吃，一天让孩子吃很多很多水果，也是不合适的；五畜为益，肉类多为高蛋白、高脂肪、高热量的食物，对人体的营养是有补益作用的，但是补益类食物需要适量、有度进食，而不是过食。现在很多孩子的饮食结构，就是过度进食高蛋白食物，从而引起运化不良、脾胃受损、内火重，甚至导致早熟。所以说，饮食还是强调一个原则：

营养没有好坏，只有适度、均衡。

第三个误区，认为饮食荤素搭配，孩子的体质就好。大家一定要注意，"有荤有素"的"有"，不仅体现在摄入量，还有比例。素菜的摄入量应该至少是荤菜的2倍。当然，用很多油烧制的素菜，并不能代替绿叶蔬菜。

很多孩子处于"隐性饥饿"的状态。满满一桌子菜，肚子吃饱了，家长心里也"饱"了，其实孩子的肚子里是满满的肉蛋奶，而人体必需的纤维素、维生素因为不被家长重视，缺乏摄入。所以说孩子实际上处营养不均衡的"饥饿"状态。

（4）控糖原则

金元四大家（金元时期的四大医学流派）之一的张从正在其著作《儒门事亲·过爱小儿反害小儿说九》中说："然善治小儿者，当察其贫富贵贱治之。盖富贵之家，衣食有余，生子常夭；贫贱之家，衣食不足，生子常坚。"也就是说，很多富贵人家的孩子，体质差，容易早夭，而贫贱之家的孩子，则体质很好。这是因为富贵人家的孩子衣食丰足，除了三餐，还有很多丰足的美味摄入，反而给身体造成负担。因此，张从正提倡养育小儿要"薄衣淡食"。

现在很多孩子的经常过敏、脾虚、正气不足、反复感冒发热，与经常摄入零食、甜食、重口味食品（各种添加剂）有很大的关系，尤其是甜食。身体摄入过多糖时，胰岛腺会高负荷运行，以维持血糖平衡，后果就是引起细胞炎症。而孩子最容易发生炎症的地方是呼吸道（鼻炎、肺炎、咽炎）。肺主皮毛，呼吸道在中医属肺系，发生炎症的"赠品"是皮肤过敏、湿疹。

我们所谓的控糖，不仅是指少吃各类糖果、蛋糕等含糖量高的零食，即使有的口味不是甜的，配料表中含糖量却很高，如红烧、蜜炙这样重口味的菜，以及含糖量高的饮料，也是需要控制摄入的。做到控糖，孩子的体质改善会非常明显。

（5）分量原则

张从正在其著作《儒门事亲·过爱小儿反害小儿说九》中也提到："小儿除胎生病外，有四种：曰惊、曰疳、曰吐、曰泻。其病之源止有二：曰饱、曰暖。"饮食过饱，脾胃负担重，也是影响小儿健康的原因之一。在中医的藏象学说中，胃为六腑之一，胃的功能是传化饮食水谷。饮食入胃，则胃实而肠虚；食下，则肠实而胃虚。胃的特点是"实而不能满"，塞满则影响饮食的传化。很多家长遇到孩子胃口好的时候，就会鼓励孩子吃得很饱，这其实是对孩子的一种伤害。我国民间的一句老话非常有道理："若要小儿安，三分饥和寒。"

以上就是孩子日常生活中预防疾病应遵循的二宜五大原则。从儿童时期起，就养成健康的饮食习惯，会受益终生。很多中年以后的疾病，都是儿童时期的不良习惯埋下的隐患。很多人认为，养生只有年过四十才需开始，和孩子没有关系，金元四大家之一的刘完素认为，养生应从少年和壮年身体健康时入手。刘完素认为少儿时期特点是"血气未成，不胜寒暑，和之伤也。父母爱之，食饮过伤"。因此，儿童时期对于正气的呵护、健康习惯的养成，非常必要。

最后，借用巴菲特的一句话与大家共勉："习惯是如此之轻，以至于无法察觉，又是如此之重，以至于无法挣脱。"大多数疾病是习惯所致，当我们无法察觉或无法挣脱某种习惯时，就无法摆脱某种疾病。如果要调整孩子的身体，使他健康成长，一定要学会不用爱的名义给孩子的身体增加负担。

2. 孩子生病时的饮食原则

（1）肝经受病宜疏解

足厥阴肝经，属肝，络胆，与肺、胃、肾、脑有联系。孩子肝常有余，肝气不舒则易化火，出现易怒、不能安静、咽干口渴等症状；肝气克脾则会出现脾虚消化不良等症状。中医认为，肝属木，性如风，木喜条达，风性喜行。若孩子肝气不利，应该以疏解、条达、理气为主，多食柑橘类食物，如甜橙、橘子、柚子，或者香橼、佛手等性味芳香的食材。若影响到脾胃功能，出现消化不良等症状，可以用陈皮泡茶或者煮粥进行食疗。

在陈皮的选择上需要重点说一下，很多妈妈可能认为把橘子皮晒一晒就能当陈皮用，实际上，陈皮是橘皮的别称，橘皮晒干后，可以药用。但陈皮又非普通橘皮，不是所有的橘皮都能制成合格的陈皮。古人所说的橘皮，一般是指陈皮，而非新鲜橘皮。

陈皮的作用是理气，所以用到更多的是其芳香的气味。中国有句古话："匹夫不可夺志也，三军不可夺其帅也，药不可夺其气也。"可见"气"对药物，尤其对理气药物的重要性。在食疗中一般不会选用新鲜橘皮，因为新鲜橘皮或者仅仅晒干的橘皮，第一，未经陈化，力量薄弱，达不到应有的作用；第二，香气燥烈，不仅理气作用不强，还会耗气；第三，选用的品种若不是道地原材料，香味不纯正，于理气之外，还会有不好的作用。

 疏解肝经小食方

香橙西米露

食材：

香橙 2 只、冰糖 10 克、柠檬汁 5 滴、西米 10 克、温开水（37℃左右）100 毫升。

制作方法：

（1）西米下入开水中，大火煮 10 分钟，煮的时候要不停地搅拌，防止粘锅；煮至半透明时关火，盖上锅盖闷 10 分钟；凉至西米完全透明。

（2）香橙肉挖出，中火蒸 2 分钟；放入料理机中，滴入柠檬汁，放入冰糖，倒入温开水，打成果汁；过滤掉果渣后放入西米中搅匀即可。

 陈皮水果茶

食材：

苹果 30 克、红心火龙果 20 克、陈皮 5 克、冰糖 6 克、70~80℃开水 300 毫升。

制作方法：

所有食材放入杯中，冲泡至冰糖融化后饮用。

（2）心经受病宜清宁

手少阴心经，属心系，下膈，络小肠，与心、咽喉、肺、目有联系。小儿是纯阳之体，如果受到火热之邪内侵，或者饮食过于温补而久蕴化火，内炽于心，都会发生心火亢盛的症状，表现为发热、口渴、不易入睡、尿黄、便秘，易口腔溃疡或流鼻血。中医认为，心经属火，其性炎上，若小儿心火旺，应以清心、宁心为主，多食用小麦类食品，比如小麦粥、面食等。小麦性甘微寒，在《黄帝内经素问集注》中，小麦被称为"心之谷"，不仅能清心火、宁心神，还能补益心气。另外，莲子、百合、茯苓、莲藕等食物，也是养心安神的好食材。

清宁心经小食方

五麦粥

食材：

大麦 30 克、小麦 30 克、燕麦 30 克、荞麦 10 克、青稞麦 10 克。

制作方法：

（1）食材洗净放入砂煲中，倒入清水没过食材，浸泡 3 小时。

（2）大火煮沸后转小火再煮 50 分钟，煮成软烂的粥即可。

（3）脾经受病宜温化

足太阴脾经，属脾，络胃，与脾胃、前阴、舌根、下肢内侧疾病有关联。中医认为，小儿脾常不足，意思是孩子脾胃薄弱，运化功能尚未健全，如果喂养不当，很容易引起脾胃运化功能的异常。在目前的社会环境下，孩子经常因过度喂养而出现各种症状，如食积引起的呕吐、腹泻、便秘以及食积兼有外感等。脾性属土，喜燥恶湿，脾失健运则会水湿蕴积，湿邪又会进一步伤脾，影响运化功能，导致消化和代谢出现异常。

若脾经受病，应注意选用有助于健运脾土的食材，脾土健运则湿邪自去。需要特别强调的是，应注意温运健脾，因为阳气就像人体的太阳，有太阳，才有助于化湿，如果过食寒凉，脾阳受损，则不利于健脾化湿。这里有一个误区要提醒大家，很多人认为常喝薏仁红豆汤能健脾，就天天喝，结果一开始效果还不错，慢慢就发现效果越来越差。这就是没有注意"温化"。薏仁性凉，生用利水，但长期食用，会寒凉伤阳，并不利于健脾。应该食用炒薏仁，炒制后的薏仁，其凉性减弱，更偏于温化健脾。

 温化脾经小食方

四君子汤

食材：

猪肚 150 克、太子参 6 克、茯苓 5 克、炒薏仁 6 克、炙甘草 1 克、羊肚菌 1 只、高汤 350 克、生姜 1 片、盐 2 克。

制作方法：

（1）猪肚用面粉反复揉搓洗净，切成小块，焯水待用。

（2）太子参、茯苓、炒薏仁、炙甘草、羊肚菌浸泡 1 小时待用。

（3）猪肚、生姜、羊肚菌、高汤放入炖盅，隔水炖 90 分钟；下入步骤（2）
　　　中除羊肚菌外的其他食材，加盐，继续炖 30 分钟即可。

（4）肺经受病宜宣降

手太阴肺经，属肺，络大肠，与肺、咽喉、鼻窍、大肠以及上臂、前臂疾病有关。肺主一身之气，外合皮毛。小孩子皮肤薄而娇嫩，卫外不固，容易感受外邪，外邪大多从肌表或口鼻而入。肺为五脏之华盖，处于五脏之中最高的位置。外邪入体之后首先犯肺经，造成咽痛、咳嗽、肺炎、哮喘等肺系疾病。《素问·灵兰秘典论》中说："肺者，相傅之官，治节出焉。""治节"是指肺的宣发和肃降功能。也就是说，全身气机的升降，都为肺经所主。

肺主宣发，是指肺气具有向上升宣和向外周布散的作用，能使气与津液得到向上、向外的布散。比如，呼出体内浊气，将脾所传输的津液和部分水谷精微上输于头面，外达全身皮毛，并将卫气宣发于肌肤腠理；将代谢后的津液化为汗液，控制和调节汗液排泄。肺主肃降，是指肺气具有向下、向内清肃通降的作用，能将从自然界吸入的清气和谷气相融合，形成宗气向下布散，资助元气的充盈。将脾传输至肺的津液和部分水谷精微向下、向内布散于其他脏腑，起到濡润作用；将脏腑代谢后产生的浊液下输于肾或膀胱，成为尿液。

肺失宣发，则会出现咳嗽气喘、津液内停，造成无汗、痰饮等现象，也会导致气道受阻、呼吸不利。肺失肃降，则会出现呼吸浅表短促、咳喘气逆、小便不利等。因此，预防和治疗肺系疾病，主要是要保证肺的宣发和肃降功能，再根据寒热，在基础食疗方上有所加减。

 宣降肺经小食方

桔梗宣肺汤

食材：

桔梗 10 克、甘草 3 克、雪梨 1 个。

制作方法：

（1）桔梗和甘草用清水浸泡 1 小时待用。

（2）雪梨切小块，放入小砂煲中；将泡好的桔梗和甘草装进无纺布袋，也放入小砂煲中；倒入清水没过食材一横指，大火烧开后，转小火煮半小时即可，可根据口味加入少量冰糖。

杏仁降肺茶

食材：

南杏仁 50 克、款冬花 5 克、大米 50 克、纯净水 450 毫升、黑芝麻 5 克、冰糖少许。

制作方法：

（1）南杏仁、大米用清水浸泡 2 小时待用，黑芝麻炒香待用。

（2）款冬花洗净，放入 300 毫升纯净水，大火烧开转小火煮 10 分钟，过滤出水待用。

（3）将步骤（1）中浸泡好的食材和步骤（2）中过滤好的水放入料理机中打成浆，过滤出杏仁米浆。

（4）纯净水 150 毫升倒入小锅中，再倒入 150 毫升步骤（3）中的杏仁米浆，煮沸。

（5）将炒香的黑芝麻和少许冰糖放入小碗中，冲入步骤（4）中煮好的杏仁米浆即可。

（5）肾经受病宜固充

足太阴肾经，属肾，络膀胱，与肾、前阴、肺、咽喉病症有关，并与小儿的生长发育、智力增长有着极为密切的关系。中医认为，小儿脏腑娇嫩，形气未充，其中，以肺、脾、肾三脏的不足为主。肾为先天之本，主藏精气。小儿肾气未充，需要后天脾胃不断输送水谷精微充养。若肾气不足，则容易出现遗尿、生长发育缓慢、惊风、疝气、气喘，以及智力发育迟缓。小儿生长发育迅速，充养肾气是非常重要的。一方面要固肾益精，另一方面要健脾助运，使后天水谷精微有能力充养肾气。

固充肾经小食方

桑葚子棒骨汤

食材：

棒骨 200 克、桑葚子 10 克、煅牡蛎 10 克、黑豆 20 克、清水 1000 毫升、姜片 10 克、葱段 10 克、盐 3 克。

制作方法：

（1）棒骨洗净，焯水待用。

（2）桑葚子、煅牡蛎、黑豆浸泡 2 小时待用。

（3）上述食材放入砂煲，倒入清水，放入姜片、葱段，大火烧开后小火炖煮 90 分钟，放盐调味。

3. 病后康复期的饮食原则

在说病后康复期的饮食原则之前，我先给大家讲一个故事。

这个故事出自中医儿科经典《幼幼集成》的医案，作者是清代儿科名医陈复正。《幼幼集成》的书名中，"幼幼"二字，出自《孟子》所说的"幼吾幼以及人之幼"。陈复正，字飞霞，不仅是个名医，还是个道士。陈先生修道本应心如止水，但一旦谈起医学，尤其是谈到患者不遵医嘱，就怒不可遏，说出许多比较激烈的话。以至于我们在读《幼幼集成》时，眼前时而会闪现出一位老中医对患者从苦口婆心到痛斥怒骂的画面。从这些画面中，我们也能深刻体会到，当一名医生在尽心为患者医治，而患者的生活方式不规律、不配合而影响疾病康复时，医生的愤怒和无奈。

故事中讲到，陈复正伯父家八岁的堂弟得了场重病，幸亏遇到一个医生，治疗得当，才保住性命。在他刚刚有所好转能下地走路时，医生嘱咐家人，必须严格忌口，尤其不能吃荤腥。孩子妈妈表面上应承，私下里却心疼孩子身体虚，偷偷给孩子做了一碗烂蹄花。孩子哪管什么禁忌，久未见到荤腥，当即吃了个一干二净。

这一幕恰好被陈复正看到。

当晚，孩子忽然再次发病，手脚冰凉、口吐白沫、喉咙里有痰鸣、双目发直，眼看命不久矣。孩子的父亲和匆匆赶来的医生全慌了手脚，医生问有没有遵循饮食禁忌，孩子妈妈坚决说严格禁忌了饮食。如果不是陈复正目睹，简直不敢相信伯母竟然如此决绝地撒谎（这也是现在很多妈妈的通病，在养育孩子的压力都在妈妈身上的"拼妈"时代，她们不敢承认自己的错误，也害怕承担被全家指责的后果）。

在这种情况下，陈复正哪敢揭穿呢？医生无奈，只好说无能为力，起身告辞了，家里乱作一团，号哭声不绝于耳。陈复正此时却心里有数，毫不慌乱，取山楂肉，炒完研成末，用浓姜汤冲调，喂给孩子。山楂、生姜最擅流通。陈复正虽然不敢说出实情，但是，学医多年，他自有方法让事实来说话（当然最主要是为了治病）。不久，孩子忽然开始泻下，家人赶紧手忙脚乱收拾。大家一看大便，极为油腻胶滞，连没有消化的精肉都看得见。

伯父一看顿时明白了一切，伯母也无可狡辩了，于是伯父大骂伯母，差点给轰出家门。经过这件事，全家人严格遵守医生所说的饮食禁忌，孩子不久就痊愈了。后来，陈复正把这件事写在《幼幼集成》里，并且说，如果伯母私自喂烂蹄花不是自己看到，直到孩子死，伯母也不会承认，医生也不知道为什么孩子会出问题。由此可见不当进补的害处有多大，哪怕是怀着爱子之心的初衷。

这个故事告诉我们，在疾病复发的因素中，饮食是最常见的。中国古代医家明确提出"忌口"。在疾病情况下，有些食物是天然良药，有些却是"毒药"，孩子生病时，要调动全身的正气去抵抗病邪，此时若补充大量营养，不仅不能吸收，还要分出正气来把过剩的营养代谢掉，使正气不能全力抵抗病邪，造成病情反复发作，拖长病程。孩子很长时间处于生病状态，自然会影响生长发育。

中医有句老话说："人参杀人无过，大黄救命无功。"意思是，当一个人生病时，用很多贵重药材和食材进补，哪怕因此丧命，也不会有人认为是错的；用便宜、消积的食材和药材去调理病人，即便治好了，别人也只会说，这本来就是个小病，所以才这么容易治好了，而不会认为是医生判断准确。这就是当下很多人的认识误区。

　　结合故事，对照当下，我们会发现，孩子感冒咳嗽，一直拖个"尾巴"好不了，病情延续很久，或者反复发作，而家长在饮食安排上，依然鱼虾肉蛋奶一样不少，或者是生病时虽然忌口了，但是担心孩子生病期间没有好好进食，营养不良，稍见好转便迫不及待要给孩子吃所谓有营养的食物。孩子娇嫩的脾胃扛不住，于是病情反复，甚至因食积而出现发热……这虽然是人之常情，但有悖医理，我们需要坚决避免。

　　在孩子生病期间，肉蛋奶和糖类食物要尽量减少；清粥小菜七分饱，新鲜的绿叶蔬菜和清淡的粥要成为餐桌的主角，食物多样化，并让孩子保持"三分饿"的状态。饥饿感在病后康复期间非常珍贵，因为饥饿感能增强吞噬细胞的活性，有利于消灭各类细菌及病毒。不要坚持不了一周就觉得会"耽误孩子上清华"，赶紧进补，这样只会给孩子帮倒忙，使他病程更长。

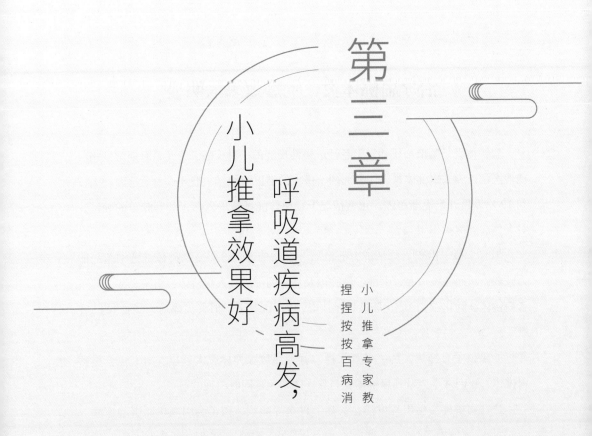

第三章

呼吸道疾病高发，小儿推拿效果好

小儿推拿专家教
捏捏按按百病消

01.

治疗扁桃体炎，吮痧效果最明显

扁桃体炎是咽部扁桃体发生急性或慢性炎症的一种疾病，为儿童时期常见病。现代医学认为，扁桃体是人体咽部两个最大的淋巴组织，一般4~5岁后逐渐增大，到12岁以后开始逐渐萎缩。正常情况下扁桃体能抵抗进入鼻子和咽腔里的细菌，对人体起到保护作用。

但是，孩子由于身体抵抗力低，加上受凉感冒，就会使扁桃体抵抗细菌的能力减弱，从而导致口腔、咽部、鼻腔以及外界的细菌侵入扁桃体，引发炎症。严重者扁桃体红肿化脓，形成化脓性扁桃体炎，中医因其形状似乳头或蚕蛾，称之为"乳蛾"。

如果孩子有肺热，热气熏蒸腺样体就会导致腺样体肥大，热气向上也会熏蒸扁桃体，我们常常会看到扁桃体炎与腺样体肥大是同时出现的。

急性扁桃体炎会出现发热、头痛、畏寒等症状。孩子会因高热而引起惊厥、咽痛明显、唾液增多等状况，严重者还会出现张嘴困难。检查时，会看见扁桃体红肿，表面有淡黄色或白色的脓点，下颌淋巴结常见肿大。在慢性期表现为咽部和扁桃体潮红，可见黄色分泌物，咽喉疼痛不明显，偶尔有低热及食欲不佳等表现。

扁桃体发炎而引起的高烧，体温往往会超过39℃，扁桃体化脓的孩子，体温可能会超过40℃。所以很多家长都很害怕这样的高温，怕把孩子脑子烧坏。

处理这类疾病引起的发烧，根据中医"急则治标，缓则治本"的原则，当务之急一般是先退热，再治疗扁桃体炎。如果扁桃体炎得不到控制，就会反复发烧，有时候也会出现用了退热手法，但孩子还是高烧不退的状况。几次下来，孩子的扁桃体就会肿大。这也会埋下隐患，日后容易反复感染而发热。有些治疗方法是直接摘除扁桃体。从短时间来看，扁桃体摘掉后，确实是不发炎了，可下一次孩子再感冒时，病毒便不再有屏障抵挡，就会长驱直入，直接进入气管和肺部，引发气管炎和肺炎了。

扁桃体炎要先退烧，退高烧必用的推拿手法：

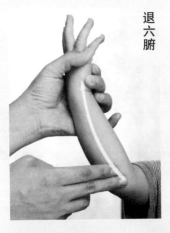

退六腑

退六腑 300~500 次。用大拇指或食指、中指推前臂靠小拇指那一侧的直线，自肘推向腕。

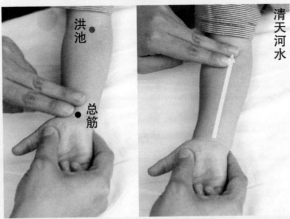

洪池

总筋

清天河水

清天河水 300~500 次。用食指和中指两个手指，沿手臂内侧从手腕推向手肘。

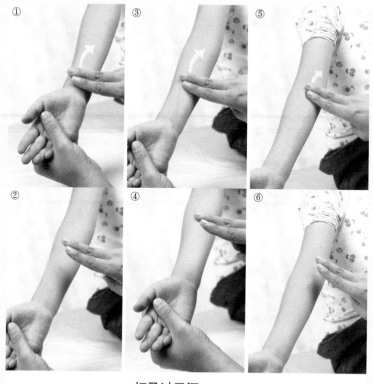

① ③ ⑤

② ④ ⑥

打马过天河

打马过天河 20~30 遍。在天河水的位置上，蘸水边拍边吹气，水干了再蘸水反复做几遍。

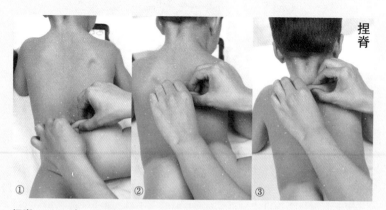

捏脊

① ② ③

捏脊 20~30 遍。双手蘸温水从下向上捏脊柱两侧。

同时治疗扁桃体炎的手法有：

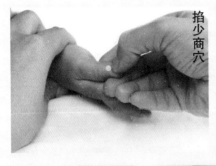

掐少商穴

掐少商穴5~10遍。少商穴在大拇指甲外侧的下角，左手在右下角，右手在左下角，这个穴位治疗嗓子疼也很有效果。根据孩子的耐受程度用大拇指的指甲稍微用力掐，可以一天数次，反复操作。

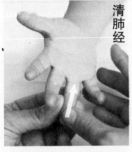

清肺经

清肺经300次。推无名指，从指尖推至指根（注意，此处手法与三字经派推拿手法不同）。

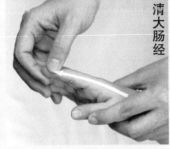

清大肠经

清大肠经300次。大肠经在食指侧面，清的方向和清肺经相反，清大肠经要从指根虎口部位推向指尖。

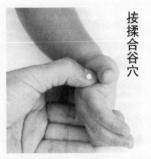

按揉合谷穴

按揉合谷穴1~3分钟。用大拇指按揉位于手背大拇指和食指之间的虎口处。

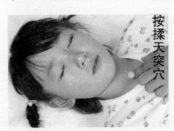

按揉天突穴

按揉天突穴3~5分钟。用中指端按揉锁骨窝的中心。

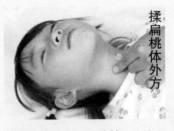

揉扁桃体外方

揉扁桃体外方1~2分钟。就是喉咙两侧，因为扁桃体发炎了，揉着可能有些痛。

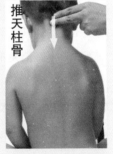

推天柱骨

推天柱骨200~300次。用大拇指或食指、中指自上而下直推颈后发际正中至大椎穴成一条直线处。

除了上述推拿手法外，还可以配合吮痧大椎穴20秒。如果能出痧，效果会更好。此手法坚持5~7天为一个疗程。

注：吮痧大椎穴、揉扁桃体外方等都能治疗扁桃体炎。

这里我特别推荐吮痧的方法。吮痧类似刮痧、拔罐的综合体，不同的是，妈妈用温柔的嘴唇替代了冰冷的工具，孩子的接受度更高，效果也更明显。扁桃体炎的炎症集中在咽喉部，吮痧大椎穴，可以帮助孩子把内毒排出来。

曾经有个学员的孩子发烧到40℃，她自信满满地用退烧手法帮孩子治疗，一套手法用下来，孩子的体温不降反增，升高到40.8℃，吓得她赶紧给我打电话。我听了她的描述后，教她吮痧大椎穴、扁桃体外方。后来，孩子的大椎穴被妈妈吮出颜色鲜红的痧，第一次见到这种情况，妈妈觉得很吓人。但是吮完，孩子的烧马上就退了下去。

吮痧这个方法不单单可以在扁桃体炎急性发作期使用，预防期间也可以。我以前有个学员豆豆妈妈，她家孩子的扁桃体发炎非常严重，最严重的时候周周打点滴，最后专家门诊的医生劝她去学习小儿推拿，因为一味地使用抗生素对孩子的体质破坏太大了。后来，豆豆只要一有风吹草动的上火现象，比如舌质很红，嗓子哑了，豆豆妈妈就给她吮痧，及时灭火。几次处理下来，豆豆的扁桃体炎发病频率越来越低，再也没有使用过抗生素。在讲授小儿推拿的这些年中，学员用小儿推拿的方法调理化脓性扁桃体炎的案例反馈越来越多，也越来越正面，可以说取得了很好的效果，真的让人非常感叹！

在这里特别提醒各位家长，在孩子生病期间要减少奶量的摄入，尽量给孩子多喝水，饮食以大米汤为主，滋阴补气。舌苔厚腻的时候要坚持全素食一周时间，直到舌苔厚腻消失才可以逐渐恢复到正常饮食。

调理扁桃体炎的食疗方法

扁桃体炎，中医称为"乳蛾""喉蛾"，多因肺热蕴积，外感风热之邪引起。扁桃体炎的治疗应以清热解毒、清肺利咽为主。

巧用食疗做助力，要遵循清淡饮食的原则，不宜再给孩子进食各类肥甘厚味之物，避免食积生痰、生热。

扁桃体炎急性发作期

食疗方：清热解毒茶

食材：

牛蒡子 5 克、板蓝根 3 克、鲜薄荷叶 5 克、蒲公英 3 克、绿豆 30 克。

制作方法：

（1）食材洗净，除了薄荷叶外全部放入养生壶中，加入 1000 毫升水，慢慢炖煮 40 分钟；过滤出热水。

（2）薄荷叶放入小茶杯中，用步骤（1）中过滤出的热水反复冲泡代茶饮。

食疗小贴士　治疗急性扁桃体炎的中成药"蒲地蓝"中，蒲公英和板蓝根是主要的药材，有清热解毒的功效，配绿豆可以增强清热效果。牛蒡子、薄荷叶利咽，配合正确的小儿推拿手法，事半功倍。

 扁桃体炎康复期

食疗方：百合二米油

食材：

大米 50 克、小黄米 50 克、鲜百合半头。

制作方法：

（1）鲜百合放入料理机，加水 1500 毫升，打成浆，过滤后倒入小锅中。

（2）洗净的大米和小黄米放入百合浆中，慢慢熬制出米油，过滤饮用。

食疗小贴士　扁桃体炎康复期的饮食应以清润为主，以清热润肺的百合水制作出柔润的米油，不仅利于清肺热，还可以养脾胃，防止出现食积，再次化热。

02.

腺样体肥大睡不香，清除肺热是关键

一天，我接到云南省昆明市嵩明县一位妈妈的求助信。她告诉我，她的孩子现在 1 岁 9 个月，从 1 岁出水痘后，孩子上呼吸道反复感染，伴有扁桃体发炎、发烧的症状，常常烧到 39℃以上。以前睡觉不打鼾，从那次生病之后，孩子天天睡觉打鼾，已经七八个月了。晚上入睡非常困难，常常眼睛都睁不开了还不肯睡，好不容易睡着，又从梦中惊醒，大哭大闹，醒来后就不愿意再睡觉。她带孩子去医院做了无数次检查，每次医生都是开一大堆抗生素，吃的时候有些效果，一停药就不行了。

后来，这位妈妈又带孩子去儿童医院做了一个详细检查，开了一堆药。就在吃药的同时孩子又感冒了，感冒还没痊愈，咳嗽又开始了。就这样连续服了两个多月的药，孩子的情况不仅没有好转，反而越来越糟糕：睡觉打鼾更加严重，有时候鼻子里也是"呼呼"地响；睡得非常不踏实，经常翻过来翻过去；白天脾气也很大，一不如意就大哭大闹。这位妈妈被折磨得心力交瘁。

从信中的描述我判断，这个孩子患的是腺样体肥大。腺样体也叫咽扁桃体或增殖体，位于鼻咽部上壁与咽后壁处，属于淋巴组织，表面呈桔瓣样。腺样体和扁桃体一样，出生后随着年龄的增长而逐渐长大，2~6岁为增殖旺盛的时期，10岁以后逐渐萎缩。

从腺样体所处的位置来看，它位于鼻咽部上壁与后壁的交界处，呼吸道的上端。如果肺部有热，热邪向上熏蒸，就会使腺样体红肿，久而久之，出现增生、肥大。腺样体增生、肥大的机制与扁桃体肿大的机制基本一致，都为肺热熏蒸所致。因此，腺样体肥大的患者多伴有扁桃体肥大。腺样体肥大的孩子大多会出现鼻塞、张口呼吸的症状，在夜间还会加重，伴随打鼾、睡眠不安、不时翻身等症状，仰卧时更明显，严重时可能会出现呼吸暂停。另外，偏食、大便干结难下、小便黄、舌质红、苔薄黄等症状也会伴随出现。

这个孩子的症状与腺样体肥大的症状较为一致。但为了保险起见，我又回信给这位妈妈，让她描述一下孩子的具体症状，尤其是饮食及大小便的情况。同时我也建议妈妈去医院检查确诊。

第二天下午，这位妈妈就回信给我，孩子检查出来确实是腺样体肥大，问我怎么办。我告诉她要清肺热。引起腺样体肥大的一个重要原因就是肺热。做个简单的比喻：肺部的热邪就像火苗一样，向上熏蒸着腺样体，腺样体被灼伤了，变得红肿，产生炎症，这就是腺样体炎症。腺样体不舒服了，鼻子会最先出现反应，孩子就会呼吸困难。而肺热一旦被清除，腺样体就会自动地、慢慢地恢复健康。如果只是消除炎症，没有消除肺热这个根源，孩子的病情就特别容易反复，腺样体就会再次被燃烧的肺火熏蒸，再度肿大。如此下去，三番五次，就会出现慢性腺样体增生、肥大。

因此，中医治疗腺样体肥大最主要的方法就是清除肺热，并且要始终坚持对准疾病根源，不可偏离。

为了帮助孩子清除肺热，我建议这位妈妈用以下推拿手法：

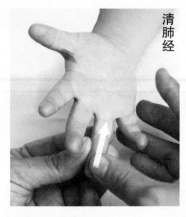

清肺经

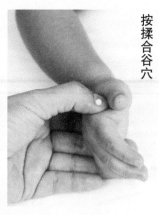

按揉合谷穴

清肺经 300 次。

按揉合谷穴 1~3 分钟。

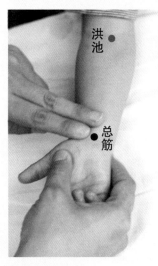

洪池

总筋

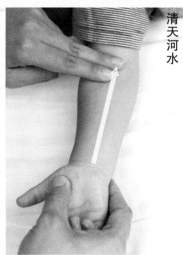

清天河水

清天河水 200 次。

　　因为肺与大肠相表里，所以肺部的积热会传导到大肠，造成便秘。如果孩子很容易便秘，则手法上需增加：

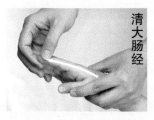

清大肠经

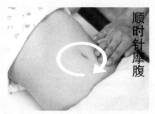

顺时针摩腹

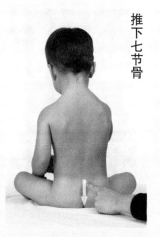

推下七节骨

清大肠经 200 次。 从虎口直推向食指尖为清大肠经。

顺时针摩腹 3~5 分钟。 以肚脐为圆心，用手掌或者食指、中指指端顺时针方向在孩子的肚子上缓缓转圈。

推下七节骨 300 次。 用大拇指或食指、中指自上向下从孩子腰部最低点的凹陷处推至尾椎骨。

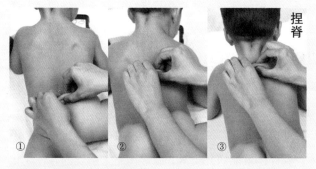

捏脊

① ② ③

捏脊 5~10 遍，三捏一提 2 遍。 双手搓热，然后温热肾俞。

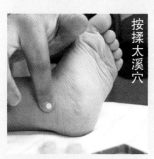

按揉太溪穴

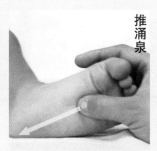

推涌泉

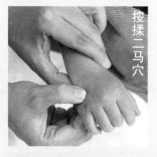

按揉二马穴

按揉太溪穴 1 分钟。 用大拇指指腹按揉内踝骨后凹陷中。

按揉涌泉穴 1 分钟。 用大拇指指腹按揉脚底中心的涌泉穴。

按揉二马穴 1~2 分钟。 用大拇指或中指指端按揉位于手背无名指及小拇指关节凹陷处的二马穴。

注：治疗腺样体肥大的根本是清肺热。

推拿配合艾灸效果也是非常好的。近几年艾灸越来越普及，我指导学员的过程中发现，如果能配合艾灸，可以在缓解症状和治疗上达到事半功倍的效果。

艾灸穴位以面部印堂穴、迎香穴为主，后背以大椎穴、肺俞穴、风门穴为主（可用艾灸仪进行艾灸，无烟、无明火，更安全卫生）。穴位太多，如果一天艾灸不完，可以分几天进行。

饮食上让孩子尽量减少辛辣、油腻、高热量食物的摄入，比如各种肉食，特别是油炸类食物，多摄入一些新鲜的绿色蔬菜。同时要避免积食化热。许多家长对孩子的饮食缺乏控制，常常让孩子随心所欲去吃。孩子不像成人那样能很好地进行自我控制，所以经常会出现吃多撑着的情况，中医称为食积。食积容易化火，胃热诱发肺热，形成肺热蓄积，熏蒸腺样体。因此，一定要控制孩子的饮食，不要让他积食。万一孩子吃撑了，多用健脾和胃、消食导滞的手法，如掐四缝、揉板门穴和运内八卦。

要给体内的肺热之邪以出路。体内有了热邪，就要让热邪释放出去。因此要多喝水，多小便，使热邪随小便排出体外。如果孩子有大便干结难下的情况，就要使用推拿手法泄热通便，使大便通畅，保持每日一次，让肺热及时随大便泻出。

如此这般，切断了肺热之邪的根源，打通了热邪的外泄之路，体内热邪就不可能蓄积化火，熏蒸腺样体，腺样体就能恢复正常，腺样体肥大引发的各种症状也就迎刃而解了。

妈妈们一定要牢记治疗这个病的关键：养大于治。有些孩子体质弱，动不动就感冒，一感冒，腺样体肥大也跟着复发。很多妈妈问，为什么孩子的病总治不好，其实孩子反复感冒也是引起腺样体肥大的一个重要原因。提高免疫力，避免交叉感染，减少感冒的次数也至关重要。还有就是养成多喝水、多吃蔬菜、早睡觉的生活习惯。

调理腺样体肥大的食疗方法

小儿腺样体肥大是近年来的高发疾病。小儿是稚阴、稚阳之体，肺卫不固，容易感受风寒、风热之邪，而腺样体肥大，多责之于肺热。或因寒邪犯肺，郁久化热；

或因饮食不节，积食生热；或因进食肥甘厚味，脾虚生痰，蕴结于肺，久而化热。其中，饮食造成的问题尤为多见，过度喂养是家长的通病，不恰当的爱反而会给孩子造成痛苦，呼吸不畅、病情反复，还会影响孩子的正常发育，形成"腺样体肥大"面容。

腺样体肥大孩子的饮食，一定要遵循前面提到的三餐五大原则。五点之中能做到三点，孩子的病情就会好转；如果五点都能踏踏实实做到，配合正确的推拿手法，巧用食疗做助力，孩子就会不药而愈。

 腺样体肥大发作期

食疗方：五白饮

食材：

新鲜百合 20 克、新鲜白茅根 10 克、川贝母 5 克、白萝卜 30 克、雪梨 1 只。

制作方法：

（1）食材洗净，放入干净的锅中，加入清水没过食材，大火烧开后转小火炖煮 30 分钟。

（2）将步骤（1）中煮好的食材和水全部倒入料理机中，打成浆，过滤取汁饮用。

食疗小贴士 肺与大肠相表里，肺热蕴积时，要保证孩子大便畅通，以助力肺热清降。用五种入肺经并能清热化痰、通便泻热的白色食材制作成甜甜的饮品，孩子爱喝，使治疗成为一种享受。

腺样体肥大康复期

食疗方：参苓白术粥

食材：

茯苓粉5克、白扁豆6克、陈皮粉3克、炒薏仁20克、莲子10克、杏仁10克、大米20克。

制作方法：

所有食材放入小锅中，加水没过食材二横指，大火烧开后转小火煮至软烂成粥。

食疗小贴士

这个粥方是由中医著名的健脾方剂"参苓白术散"加减而来。在腺样体肥大的康复期，尤其要注意的是脾胃的健运，防止由于脾虚生痰，内蕴于肺而生热。

03.

三大手法告别支气管哮喘，让孩子呼吸通畅

CC 妈妈是我早期的学员，她来学习的主要目的是希望解决孩子便秘、胃口不好的问题，没想到小儿推拿不但能解决小问题，还可以单单通过经络调理治疗哮喘。

CC 本身就是过敏体质，一岁半时，因为咳嗽喘过三次，之前都是使用雾化剂或者类固醇激素等药物进行治疗。但这些药用下去，孩子的体质越来越差，便秘、胃口不好就是从那时候开始的。后来形成了恶性循环，抵抗力越差越生病，越生病抵抗力越差。

课后第一次的考验很快就来了。CC 去隔壁小表妹家玩，当时小表妹感冒了，咳嗽得厉害。CC 可能是被病毒感染了，妈妈赶紧用外感四大手法（开天门、推坎宫、揉太阳，按揉耳后高骨），加捏脊、搓脊背给孩子推拿。到第二天，明显感觉 CC 好多了。第三天，妈妈下班回家，发现 CC 的问题更严重了，而且有了哮喘的症状，用听诊器在胸部能听出类似拉风箱的声音。在询问下，外婆坦白地说，下午带 CC 出去玩，又碰到热情的小表妹，两个人玩了一会儿，因为小表妹被诊断出肺炎，正在治疗，就赶紧把他们分开了。谁知到晚上孩子入睡时，已经喘得很重了。

纠结与无奈之下，她只能向我求援。她告诉我，CC 之前用过几次药物，药物的不良反应让她想起来就害怕。她想自己试试看，但是因为紧张与担心，不知道自己的手法对不对，所以希望我提供一些系统的手法。

我建议她给孩子这样推拿：

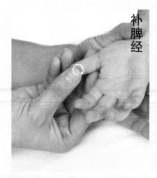

补脾经

补脾经300~500次。顺时针方向旋推大拇指指面。

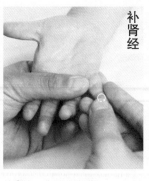

补肾经

补肾经300~500次。顺时针方向旋推小拇指指面。

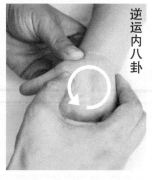

逆运内八卦

逆运内八卦300~500次。用大拇指或食指、中指指尖轻轻地在手掌内侧沿大、小鱼际及指关节末端逆时针方向画圈。

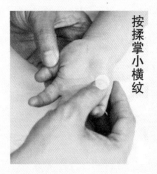

按揉掌小横纹

按揉掌小横纹3~5分钟。

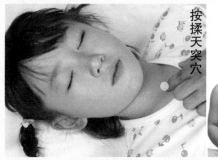

按揉天突穴

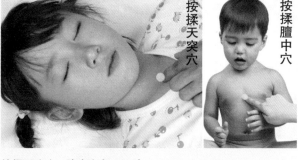

按揉膻中穴

按揉天突穴、膻中穴各300次。

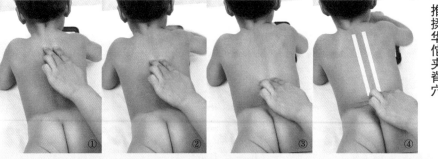

推揉华佗夹脊穴

① ② ③ ④

推揉华佗夹脊穴20分钟。用食指、中指指腹从颈部开始沿脊柱两侧，从上往下边推边揉。推揉时能明显摸到孩子的脊柱。这个手法孩子一般都愿意配合，可以反复推10~20分钟。

因为孩子喘得厉害，我还特别提醒 CC 妈妈用艾灸灸他的两侧足三里穴和肚脐下方关元穴各 15 分钟。如果孩子醒着，容易动来动去，可以选择温度可控的随身灸，时间久也不会烫着。如果孩子配合，还可以灸一下大椎穴，也能止咳定喘。

后面几天 CC 妈妈特意请假在家，每天坚持使用上面的方法。过了两天，孩子的喘声已经很轻微了，中午推拿完，下午给他听诊的时候也没听到喘音。至此，孩子的哮喘完全好了。

听到 CC 妈妈的好消息，我也特别开心。

哮喘是小儿常见的一种呼吸道疾病。哮是以呼吸急促、喉间有哮鸣为特征；喘是以呼吸困难，严重者呼吸时张口抬肩、鼻翼翕动为特征。因为两者大多同时发生，所以一般合称哮喘。这个疾病一年四季都可能发作，尤以冬天和春天这两个气候急剧变化的季节为甚。中医认为外感风寒、邪气犯肺或痰湿停聚导致肺失清肃、气不得舒而出现哮喘，久病之后或体质素虚、肾气不足、气不归纳、诸气上浮也可能致喘。

我常年讲课，接触到很多有哮喘问题的孩子。江浙沪地区过敏体质的孩子特别多，很多过敏性鼻炎、过敏性咳嗽发展严重就成了哮喘。在我看来，哮喘有体质上的遗传，也跟药物滥用、食品不安全、空气污染有关。

哮喘相对来说是一个临床上的难题，孩子一旦哮喘发作确实非常难受，气管痉挛可能导致窒息，这也让很多家长谈"哮"色变。一些药物在使用时，哮喘的症状确实会减轻，但是一旦停药便会复发，这也是很多家长发现孩子药物使用越多，哮喘发作越频繁的原因。

经过系统学习小儿推拿后，成功的案例越来越多，我欣慰地看到用小儿推拿治疗哮喘的良好效果。

针对哮喘，我推荐大家使用下面的推拿手法：

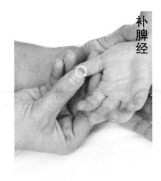

补脾经

补脾经 300~500 次。

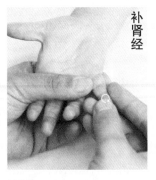

补肾经

补肾经 300~500 次。

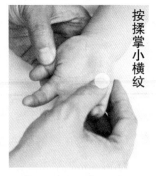

按揉掌小横纹

按揉或者刮拨掌小横纹 3~5 分钟。

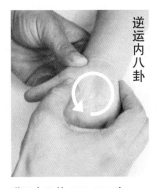

逆运内八卦

逆运内八卦 300~500 次。

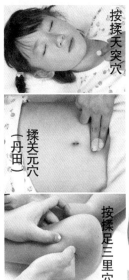

按揉天突穴

揉关元穴（丹田）

按揉足三里穴

按揉天突穴、膻中穴、关元穴、足三里穴各 3 分钟。

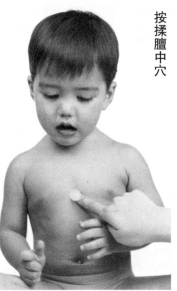

按揉膻中穴

　　除了推拿手法外，我会同时使用艾灸补益肾精，扶助正气，收敛元气。艾灸的效果相当好，对于没有任何推拿基础的妈妈，可以尝试用艾灸和吮痧这两个方法。

　　如果孩子喘得厉害，用艾灸灸他的两侧足三里穴和肚脐下方的关元穴各 15 分钟。可以选择随身灸，因为孩子皮肤娇嫩，控制好温度很重要。还有大椎穴及紧挨着大椎穴两侧的定喘穴，艾灸后效果也非常好。每天坚持三次推拿和一次艾灸，一般 3~5 天哮喘会明显好转。

针对哮喘，另外一个特别好用的手法是推揉华佗夹脊穴，从大椎穴两侧的定喘穴开始，沿着脊柱两侧自上而下推揉并进，手法力度适中，频率缓和，尤其在孩子剧烈咳喘时，不如用这个手法来帮助孩子平喘。我的案例反馈中，有的妈妈单推拿此穴 20 分钟后孩子便平喘了。

如果孩子咳得不明显，喘息明显，发出"咻咻"的声音，可以从天突穴到膻中穴吮痧。用嘴巴吮吮，连续吸不少于 20 秒。在这条线中，有的地方出痧明显，有的地方不明显，可以在出痧明显的地方及周围继续吮痧。这个方法如果用得好，出痧透，效果立竿见影，喘息症状马上就能消失。

哮喘往往不是单独一种表现，多数都伴随其他症状，如感冒、发烧和咳嗽，所以处理时需要标本兼治。其实过敏性咳嗽、咳嗽变异性哮喘没那么可怕，只是名字吓人而已。说到底，要治疗这类疾病还是要从体质抓起，体质改善了，免疫力增强了，那些曾经可能会影响孩子的过敏原就不足为患了。

从中医辨证的角度来解释，过敏性咳嗽和咳嗽变异性哮喘主要是肺、脾、肾三个脏腑功能失调引发的问题。肺主呼吸，肺不耐寒热，易受外邪侵袭，遇冷遇热孩子就会有鼻痒、打喷嚏、流清涕、揉眼睛、揉鼻子等表现。脾主运化，营养失调亦损伤脾胃，进而运化水湿聚合成痰，孩子会出现咳嗽、痰多、呼吸不畅等症状。肾主纳气，肾阳不足，纳气功能不良，水分蒸化亦失调，导致孩子常以阵咳开始，继而出现喘息、呼吸困难等症状。

除了要改善孩子的体质，调养孩子的脾、肺、肾三脏之外，平时还要让孩子多运动，再配合健康饮食及推拿来增强其免疫力，让孩子能吃、能睡、能拉，相信孩子的身体有自我调节、恢复的能力。很多时候，孩子不舒服，该睡觉时不能好好睡，该吃饭时不愿好好吃，该排便了却怎么也拉不出来，去医院也检查不出什么问题。中医就特别擅长调理这类问题，这些现象跟孩子的发育规律有很大的关系，摸清规律了就不难解决。

如何用食疗调理支气管哮喘

古代医籍对哮喘记载甚多，"哮喘"之名，首见于《丹溪心法》。哮喘的发病原因，是内有宿疾，外感异气。也就是说，内因和外因皆有，内因责之于痰饮内伏，与肺脾肾三脏有关，外因主要为感受外邪，接触粉尘、刺激性气味以及细小的毛绒等异气，进食刺激性食物也能引发哮喘。

哮喘发作时，第一步要去除外因，避免接触刺激性异气，不进食刺激性食物。由于哮喘的内因主要是痰饮，一定要暂停进食肉蛋奶及甜食，以免化湿生痰。也要避免进食生冷之物，因为中医认为"病痰饮者，当以温药和之"，痰饮最忌生冷。总之，要做好饮食禁忌，并巧用食疗做助力。

 哮喘发作期

食疗方：定喘汤

食材：

猪肺 1 副、杏仁 10 克、荆芥 5 克、茯苓 6 克、陈皮 3 克、地龙 3 条、生姜 10 克、盐 3 克。

制作方法：

（1）猪肺清洗干净待用，中药材浸泡 1 小时待用。

（2）猪肺、生姜和地龙放入砂煲，加入清水没过食材，大火烧开后转小火炖煮 1 小时，放入其他中药材和盐，炖煮半小时起锅。

食疗小贴士

在哮喘发作期，气道敏感，首先要息风、下气、定喘。荆芥药食两用，祛风之力显著，又安全温和；地龙是有名的定喘之品；杏仁能下气、定喘，配茯苓、陈皮健脾化痰，逐痰饮之邪；猪肺用以补肺气、止咳平喘。诸食材同用，配合适当的小儿推拿手法，相得益彰。

哮喘康复期

食疗方：复元粥

食材：

新鲜枇杷 3 只、炒薏仁 10 克、茯苓 5 克、芡实 15 克、莲肉 15 克、大米 30 克。

制作方法：

所有食材放入锅中，加入清水，炖煮至软烂成粥即可。

食疗小贴士

在哮喘康复期，清肺、健脾、益肾有助于三脏的康复。枇杷不仅清肺止咳，还能消食积，防止小儿病后脾胃功能尚未恢复，出现食积生痰导致哮喘反复。炒薏仁和茯苓健脾化痰，莲肉和芡实既能健脾又能益肾。诸食材同用，配合小儿推拿，能使病后康复彻底，防止病情反复。

04.

健脾和胃，提升阳气，手足口病不担心

手足口病是一种由肠道病毒引起的好发于小儿的传染病，近些年来广为流行，又名发疹性水疱性口腔炎。现在，当妈妈的没有几个没听过这种病，而且基本都是闻之色变。手足口病临床表现为口腔内、手、足等部位发生疱疹，故而得此病名。多发生于 5 岁以下儿童，是患儿感染肠道病毒后引发的。

这种病的最初症状通常是咳嗽、流鼻涕和流口水等类似上呼吸道感染的症状，体温一般为 38℃左右。有的孩子可能伴有恶心、呕吐等反应。发热 1~2 天后口腔黏膜出现分散状疱疹，米粒大小，疼痛明显；有时候手掌或脚掌也会出现米粒大小的疱疹，有时候疱疹还会出现在臀部。疱疹周围有炎性红晕，疱内液体较少。

有的患儿不发热，只表现为手、足、臀部皮疹或疱疹性咽峡炎，病情较轻。大多数患儿在一周以内体温下降，皮疹消退，病情恢复。少数患儿会引起心肌炎、肺水肿、无菌性脑膜炎等并发症。

中医古籍对治疗手足口病的方法没有专门的记载，但其症状和特征类似于中医的"温病""湿温""时疫"，是实证、热证，治疗方法有疏风清热、清心泻火、清暑化湿、滋阴降火等。临床观察这种病除了手、足、口出现皮疹外，多兼发热、口臭、流涎、拒食、烦躁、大便秘结或不畅、舌红、苔黄等症状。

我的很多学员都曾问过我，手足口病有没有预防的方法。其实，预防手足口病，最主要的是注意两点：一是可以用预防感冒的手法，比如坚持给孩子做外感四大手法，以提高孩子的免疫力；二是交叉使用健脾和胃的保健手法，脾胃为后天之本，是抵抗力的源头，把脾胃保健做好了，等于大本营坚固，即便真的不小心被传染上疾病，也有抵抗的资本。

此病在急性发作期，常常伴随高热不退的现象。因此在治疗手法上，多用清热解毒、清心泻火的手法：

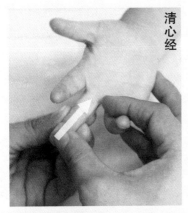

清心经300次。从指尖向指根方向直推中指内侧（注意：与三字经派推拿方向不同）。

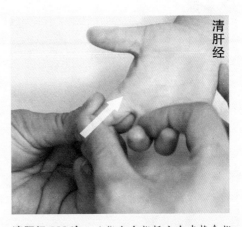

清肝经300次。从指尖向指根方向直推食指内侧（注意：与三字经派推拿方向不同）。

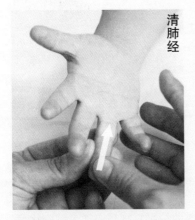

清肺经300次。沿无名指从指尖向指根方向直推（注意：与三字经派推拿方向不同）。

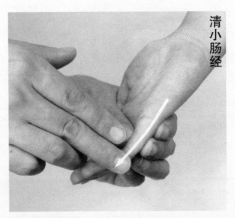

清小肠经300次。沿小拇指侧面边缘，从指根推向指尖。

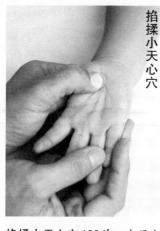

掐揉小天心穴

掐揉小天心穴100次。 先用大拇指指甲掐位于手掌根部、大鱼际与小鱼际相接处凹陷中的小天心，再用大拇指指腹揉。

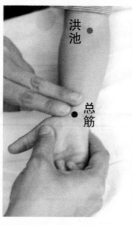

洪池

总筋

清天河水

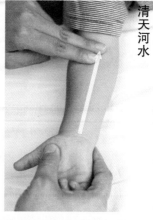

清天河水300~500次。 用食指和中指两个手指，沿手臂内侧由手腕推向手肘。

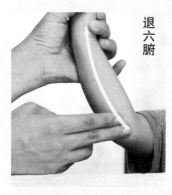

退六腑

退六腑300~500次。 用大拇指或食指、中指推前臂靠小拇指那一侧的直线，自肘推向腕。

按揉合谷穴1~2分钟。 往食指方向按揉大拇指和食指指骨交接的虎口处。

按揉合谷穴

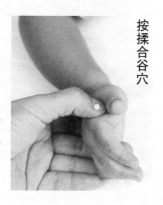

　　这套手法有清热解毒、凉血透疹之功。

　　当孩子的体温下降之后，退六腑的手法可以撤去，其他手法继续坚持，清天河水的次数也可以逐步减少。

　　如果发病期间伴随咳嗽、有痰、舌苔白厚的情况，则需要加上健脾化痰、宣肺止咳的手法，在热渐退、皮疹缩小，其他症状缓解时，改用保健手法，健脾和胃，燥湿除烦，提高正气，增强抵抗力。

健脾和胃的保健手法：

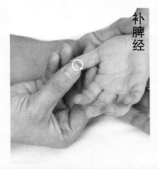

补脾经

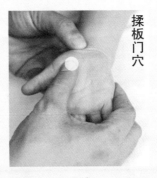

揉板门穴

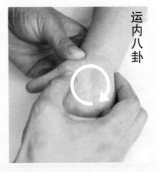

运内八卦

补脾经300次。顺时针方向旋推大拇指指腹。

揉板门穴2分钟。用大拇指的指端揉手掌的大鱼际。

运内八卦200~300次。在手掌内侧沿大、小鱼际及指关节末端顺时针画圈。

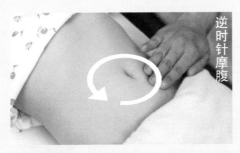

逆时针摩腹

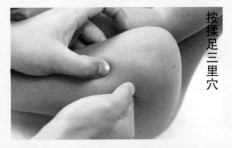

按揉足三里穴

逆时针摩腹3~5分钟。以肚脐为圆心，用手掌或者食指、中指指端在孩子的肚子上沿逆时针方向缓缓画圈。

按揉足三里穴2分钟。用大拇指指腹按揉足三里穴。

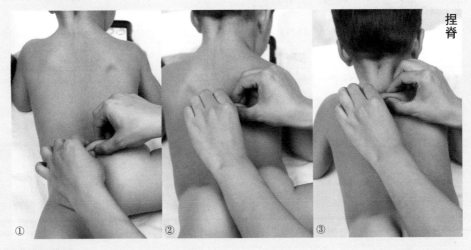

捏脊

① ② ③

捏脊10遍。

　　学员晓燕的女儿上幼儿园后一直感冒不断，呼吸道系统总是出问题，以致后来免疫力低下，反复感染手足口病。五一节过后，她的女儿又患上了咳嗽，连续咳了三周也没见好，到后来还有加重的趋势。有一天晚上，晓燕发现女儿上腭有几处淡淡的红晕，左嘴角内侧有一些白色疹子。因为有多次感染经历，晓燕马上意识到女儿可能又感染手足口病了，咳嗽加重也是手足口病复发的原因。

　　虽然还是在手足口病的早期，但是晓燕感觉如临大敌，脑子有些发晕。她带孩子去医院检查，医生诊断为手足口病并发气管炎，检查发现孩子上腭处也有一些黄色的小疹子，嗓子里面有很多米粒大小的小疹子，两种疹子的形状不一样。医生判断是两种不同的疱疹，开了一些药，包括抗生素。拿到药，晓燕很纠结，她不想给孩子使用抗生素。于是与我沟通，看看具体要用什么推拿手法缓解孩子的疾病。

　　我建议她用治疗手足口病并发气管炎的推拿手法：

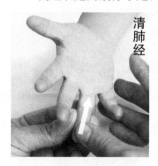

清肺经 300 次。

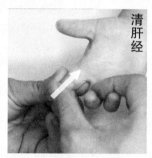

清肝经 300 次。

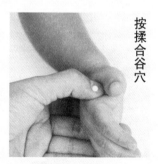

按揉合谷穴 2~3 分钟。

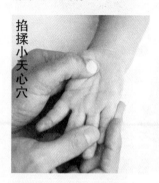

掐揉小天心穴 2~3 分钟。

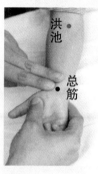

清天河水 300 次。

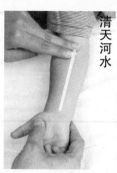

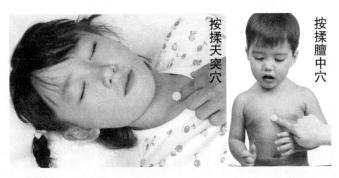

按揉天突穴

按揉膻中穴

按揉天突穴、膻中穴 2~3 分钟。

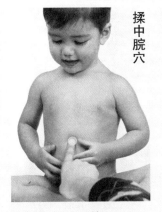

揉中脘穴

揉中脘穴 2~3 分钟。

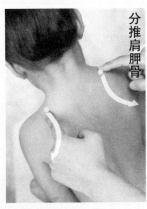

分推肩胛骨

分推肩胛骨 300 次。

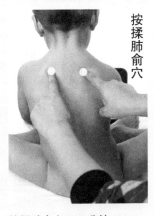

按揉肺俞穴

按揉肺俞穴 2~3 分钟。

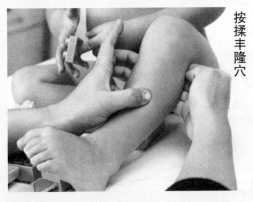

按揉丰隆穴

按揉丰隆穴 2~3 分钟。

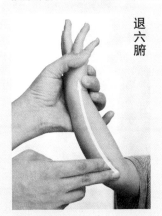

退六腑

退六腑 300 次。

如果痰多要加上运内八卦和按揉掌小横纹 2~3 分钟，分推腹阴阳 300 次（见"梳理胃经，帮孩子止住呕吐"一节分推腹阴阳手法图）。

前面五个手法主要是针对手足口病的，后面的手法则是治疗气管炎和咳嗽的。我让她每天至少做一遍全套的手法，治疗手足口病的手法因为只做手和手臂，做起来比较方便，所以要求她每天至少做两次。

听了我的分析，晓燕立即开始推拿。当天孩子上腭的红晕就没有了，嘴角内侧白色的疹子也小了，不仔细看都看不到。只是上腭看上去还有一些黄色的小疹子，大概一周后咳嗽完全消失，上腭黄色的小疹子也不见了。所以，手足口病并发支气管炎，如果用对方法，仍然可以不药而愈。

孩子手足口病期间一定要忌鱼虾蟹等海鲜发物，而且支气管炎也需要很多的忌口，肉蛋奶、蛋糕、比萨这些也都需要控制，最好不吃。否则病会反复发作甚至加重，恢复周期也会拖沓很久，最后还是孩子、家长都遭罪。

治疗手足口病的食疗方法

手足口病是由外感时行邪毒所致，中医辨证属"时疫"所致，是一种流行性传染病。发病原因除了病邪流行之外，还责之于肺脾失司。时行病邪从口鼻而入，如果肺脾气虚、正气不足，就会内犯于肺，进一步犯脾。肺主通条水道，为水之上源，脾主运化水湿，肺脾受损则水湿内停，与邪毒相搏而生热，发生手足口病。治疗要点是清热化湿。

首先要做的仍然是忌口，刺激性食品、发物以及荤食、甜食等容易生湿和难消化的食物一定要禁忌，并巧用食疗做助力。

手足口病发作期

食疗方：三豆饮

食材：

黄豆 20 粒、黑豆 15 粒、绿豆 15 粒、葡萄干 10 粒、白菜心 20 克。

制作方法：

所有食材浸泡1小时，加入清水没过食材，大火烧开后转小火煎煮至豆子软烂。

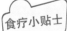

手足口病在中医中属"温病"范畴。中医大师彭子益的古方"四豆饮"，对温病发热的效果非常好。这里去掉了白饭豆，因为白饭豆对于尿多、出汗的孩子是不适合的，作为基础食疗方，用三豆（黄豆、黑豆、绿豆）更为安全温和，加入葡萄干、甘温平和、健运脾土，白菜心清热利水。配合正确的小儿推拿手法，可以使孩子迅速康复。

 手足口病康复期

食疗方：山药百合粥

食材：

怀山药1/4根、百合半头。

制作方法：

（1）怀山药去皮洗净切块，百合洗净瓣成小瓣待用。

（2）锅中倒入清水，加入步骤（1）中的食材，炖煮成粥。

手足口病主要责之于肺脾二经，康复期要注意健运脾土、清补肺金。山药平补肺脾肾三脏，百合清肺润肺，同补肺脾二经。

05.

几个组合手法让孩子咽喉清爽，
告别疱疹性咽峡炎

疱疹性咽峡炎是由肠道病毒引起的，以急性发热和咽峡部疱疹溃疡为特征的自限性疾病。它以呼吸道为主要传播途径，感染性较强，传播快，易散发或流行，夏秋季为高发季节。主要侵袭1~7岁儿童，一般病程4~6日，重者可达2周。

我们呼吸道的表面有一种带无数纤毛的细胞，这些纤毛好像一把刷子一样，不断将吸入并黏附在呼吸道上的小颗粒如粉尘、病菌等向外清扫，排到喉头咳出。但孩子呼吸道上的这些纤毛活动比较微弱，因此"自洁"功能相对较差。加之孩子的鼻毛也没有发育完全，就特别容易被空气中的病毒侵袭。

疱疹性咽峡炎一旦发作，扁桃体前部、软腭、悬雍垂等部位就会出现灰白色疱疹。常常会出现高热，并伴有咽喉痛、头痛、厌食等症状，有时还会腹痛或肌痛。

疱疹性咽峡炎和手足口病常常容易弄混，二者都伴有发烧及口腔疱疹的状况，但最大的区别是疱疹有没有发展。疱疹性咽峡炎的疱疹仅仅出现在口腔中，发病快、起病急，往往还伴有高烧不退的症状。而手足口病的疱疹会不断增加，先是嗓子里有疱疹，随后会发展到手心、脚心。出的疹子一般如小米粒或绿豆大小，周围有发红的灰白色小疱疹或红色丘疹，不痛、不痒、不结痂。

首先，可以用退烧手法给孩子降温：

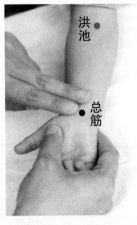

清天河水 300 次。

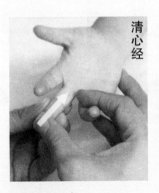

清心经 300 次。

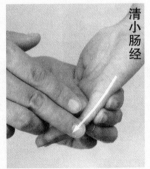

清小肠经 300 次。

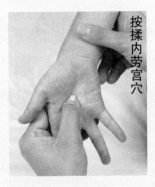

按揉内劳宫穴 2 分钟。

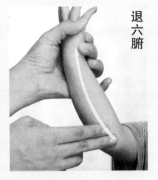

退六腑 300 下。

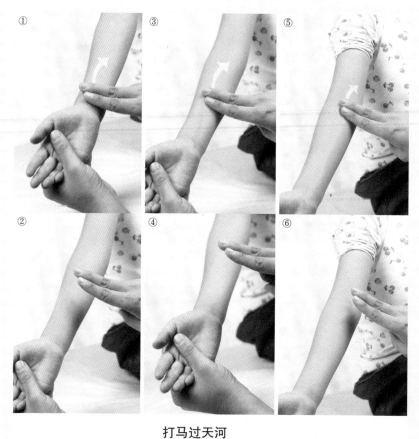

打马过天河

打马过天河 300 遍。

　　除了用清热解毒和清热凉血的推拿思路治疗以外，还需要配合透痧排毒的推拿手法。因为口腔中的炎症没有消除，孩子的体温自然不会降低。

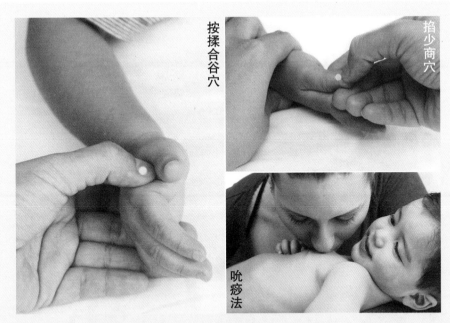

按揉合谷穴 2~3 分钟。还可以配合掐少商穴和吮痧天突穴 2~3 分钟。

　　另外，在少商穴点刺放血，或配合吮痧扁桃体外方和推天柱骨，对于治疗急性咽喉肿痛特别有效。

　　注：吮痧天突穴、扁桃体外方和推天柱骨有助于改善孩子嗓子疼引起的进食困难。

　　出痧后可以每天继续推拿天突穴和扁桃体外方这两个穴位，不需要每天吮痧，因为痧退掉之前都有治疗的效果。

如果发现孩子舌苔白厚，则需要增加健运脾胃的推拿手法：

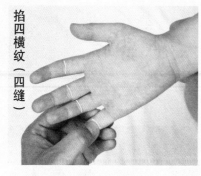

掐四横纹（四缝）

掐四缝 10~20 次。

揉板门穴

揉板门穴 2 分钟。

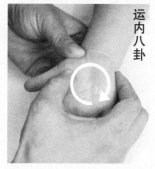

运内八卦

运内八卦 300 次。

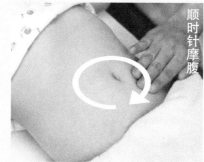

顺时针摩腹

顺时针摩腹 5 分钟。

当幼儿园有疱疹性咽峡炎爆发趋势的时候，可以每天给孩子擦脊背工字型，来提高免疫力。

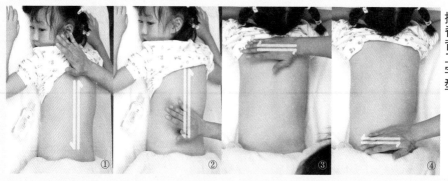

擦脊背工字型

① ② ③ ④

如果孩子出现口腔溃疡及口舌生疮的现象，可以用以下手法进行推拿：

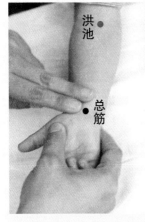

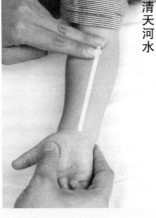

清天河水

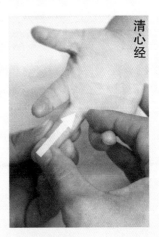

清心经

清天河水 300 次。

清心经 300 次。

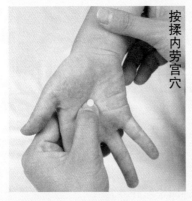

按揉内劳宫穴

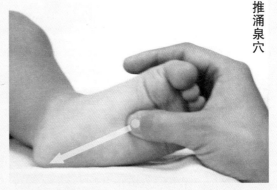

推涌泉穴

按揉内劳宫穴 2 分钟。

推涌泉穴 300 次。

注意：提前预防、大病小治比临时救火更重要。

现在很多家庭有两个孩子，如果其中一个孩子患有疱疹性咽峡炎，最好进行适当隔离，因为这种疾病具有一定的传染性。对于孩子的餐具，一定要进行沸水消毒处理，防止交叉感染。

治疗期间要让孩子多休息，不要剧烈活动，保持充足的睡眠，多喝水。饮食上要注意保持清淡，多给孩子吃一些富含维生素的青菜、水果等，尽可能少吃煎炸类的油腻食物。另外，不要让孩子吃刺激性食物，尤其是过热或过冷的食物，这些食物容易刺激口腔破溃部位，引起疼痛。

当孩子生病时，妈妈的内心一定要强大，要对自己的推拿手法有信心。同时要密切关注孩子的病情变化。如果妈妈没有经验，无法确诊孩子的病情，建议及时去医院，确诊孩子是什么疾病后，再用相应的推拿手法处理。

调理疱疹性咽峡炎的食疗方案

疱疹性咽峡炎，也是外感时行邪毒所致，在中医上属"疫毒"范畴。一般发病的孩子平时多有肺脾气虚或者热毒蕴肺的病理基础。在治疗中，首先要做到的就是清内热、解疫毒；其次是忌口，刺激性食物、口味重的食物以及荤食一定要禁忌，以去除湿热的病理基础；最后，巧用食疗做助力。

疱疹性咽峡炎发作期

食疗方：茉莉金银花茶

食材：

茉莉花 20 克、金银花 5 克、蜂蜜 1 小勺、纯净水 500 毫升。

制作方法：

（1）茉莉花、金银花洗净待用。

（2）茉莉花、金银花和纯净水倒入小锅中，大火烧开转小火煮 5 分钟，过滤出水，蜂蜜调味。

食疗小贴士　金银花是清热解毒的代表，药食两用，常用于各类病毒感染的食疗；茉莉花也是解毒的好食材；蜂蜜柔润，解百毒。三种食材协作，能起到解疫毒的效果。

疱疹性咽峡炎康复期

食疗方：祛湿解毒粥

食材：

炒薏仁20克、赤小豆10克、绿豆10克、大米30克、甘草2克、纯净水650毫升。

制作方法：

（1）甘草洗净，放入纯净水中大火烧开转小火煮20分钟；取出甘草，将其余食材放入甘草水中。

（2）大火烧开转小火炖煮至食材软烂、豆子开花即可。

 薏仁和赤小豆一向是化湿利水的黄金组合，但是前面我们讲过，薏仁性凉，炒制后更为温和；加绿豆可清热解毒；甘草在中药中被称为"国老"，调和诸药，解百毒，用作祛湿解毒的调和之品最为合适。

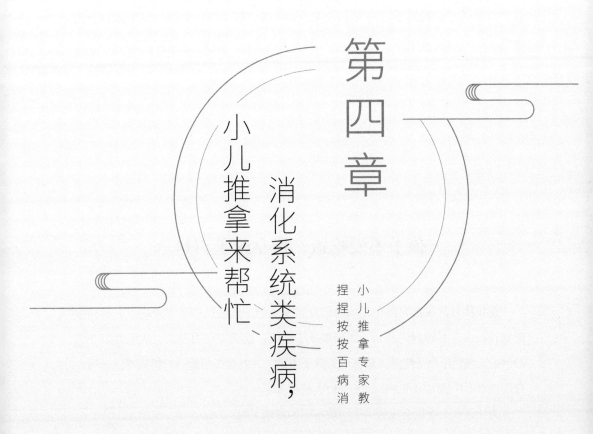

第四章

消化系统类疾病，小儿推拿来帮忙

小儿推拿专家教
捏捏按按百病消

当孩子患上各种消化系统类疾病时，妈妈往往既担心又心疼。学习小儿推拿后，面对患儿，妈妈不用再束手无策。推一推、按一按，就能让孩子轻松恢复健康。

01.

孩子不爱吃饭，推拿改善胃口

在我接触的很多家庭中，妈妈们特别发愁的一点就是孩子不爱吃饭，看到饭碗就直摇头。有的妈妈甚至一想到喂孩子吃饭，就感觉压力很大。我见过最夸张的例子是妈妈喂孩子吃饭，孩子因为肚子不饿，哭着摇头拒绝，妈妈看着孩子哭，自己也忍不住痛哭出声，一边哭一边求孩子多吃一点。

为什么如今吃饭会成为一个久攻不下的难题了呢？

这和孩子的生理特性有很大的关系。孩子"脏腑娇嫩，形气未充"，各方面的功能都不完善，所以在消化方面就突出表现为脾胃娇嫩，消化功能弱。脾胃为后天之本，气血生化之源，如果长期消化不良，会直接影响孩子的发育。

"欲得小儿安，常带三分饥与寒"，是祖先留给我们的宝贵育儿经验。"三分饥"的原则就是孩子吃到七分饱，留三分余地。保持七分饱，脏腑就不容易损伤，不易患上腹胀、腹痛、腹泻等肠胃病。

曾经有一个妈妈把她给11个月大的孩子制订的一日食谱给我看，非常详细。我看了吓一跳，从早到晚，2~3种水果，一共11餐，当然量都不是很多，但孩子的脾胃可是受苦了，没有休息的时候。虽然我们常说少食多餐，但也不能这样来弄。

我自己也犯过类似的错误。雨欣从小到大都是我一个人带，作为一个没有什么经验的新手妈妈，我只能照着书本来养。我记得在刚刚添加辅食的时候，我就是严格按照书本上所说的时间、月龄表来喂养雨欣的。孩子几个月开始添加多少辅食，每天添加几次，多少量为正常。但现在回想起来，我发现那时候自己添加了过多的负担给雨欣。孩子自己的控制力比较弱，饮食不太知道饥饱，雨欣不拒绝，我就当她还能吃，于是不知不觉间伤害到了雨欣的肠胃，所以后来有很长一段时间，雨欣排出来的大便都不成形。

现在很多家庭都请老人帮忙带孩子。老人通常对孩子特别宠爱，尤其关注孩子的饮食，生怕孩子饿到、营养不良，除了一日三餐，天天给孩子吃鸡蛋、水果、磨牙饼干，外加几百毫升的配方奶。这下可苦了孩子的肠胃了。再加上老人对孩子爱护有加，即使出去玩也是抱在怀中，这就导致很多孩子缺乏运动，积存在胃里的食物消化不掉，自然没有胃口。

下面，我给各位妈妈推荐一些改善孩子胃口的推拿手法：

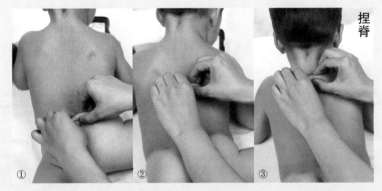

捏脊 15~20 遍。捏脊除了有调阴阳、理气血、和脏腑、通经络、强身健体的作用外，对肠胃病、小儿疳积等消化类疾病也有很好的治疗作用。日常保健过程中可以与摩腹、按揉足三里穴、补脾经、补肾经、推三关等合用。无论是先天不足还是后天身体亏损都可以使用。

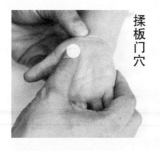

揉板门穴 揉板门穴2~3分钟。在孩子手掌大鱼际的位置做揉法，力度适中，平时保健揉2~3分钟，如果生病则揉3~5分钟。揉板门穴可以健脾和胃、消食导滞，解决孩子脾胃蠕动慢、吸收功能差、胃动力不足的问题。

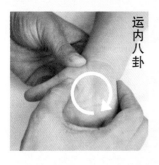

运内八卦 运内八卦300次。在孩子掌面上的掌心外围区域，做顺时针方向运转，力度要非常轻柔，划过掌面后有一种痒痒的感觉。如果孩子月龄大，建议每次运300~500次。运内八卦的作用也是健脾和胃，提高运化能力。我建议大家把运内八卦和揉板门穴一起使用，效果更佳。当孩子呕逆的时候，可以逆时针运内八卦300~500次，这个手法对于容易晕车的孩子效果也特别好。

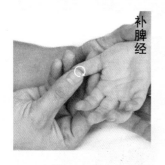

补脾经 补脾经300次。在孩子大拇指螺纹面做顺时针旋推，频率要高，每分钟旋推150~250次。运用这个手法时最好使用润肤露、爽身粉等推拿介质，使推拿更加顺畅。日常旋推脾经300次，对于脾胃虚弱、运化不足、胃口不好的孩子有非常好的保健作用。此穴位临床中常补不清，就是常常会用到补法，甚少用清法。如果胃火大、食积、口臭，一般用清胃经（从大拇指外侧面指根推向指尖）300次，而不是用补脾经300次。

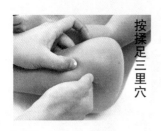

按揉足三里穴 按揉足三里穴。此穴位有两个取穴方法。一是从孩子外膝眼开始的（孩子）四横指下方，胫骨外侧面。二是我更推荐的一个取穴方法，推胫骨外侧面，从小腿下方往膝盖方向推，推进过程中遇到很明显的阻力，推不上去的位置就是足三里穴。可以再用外膝眼下四横指反证一下是否一致。日常保健可以常按揉足三里穴100~150次。这个穴位在我们人体中绝对是一个大穴，属于四大长寿穴之一。配合艾灸足三里穴，效果比单纯按揉要好，特别是对于气血虚弱、气力不足、气虚贫血的孩子。有人谣传艾灸足三里穴会让孩子性早熟，这完全是无稽之谈。

如果孩子脾胃比较弱，饭吃得不好，可以试试上面的方法。当然，给孩子的肠胃留出空间也很重要，妈妈只要控制好孩子的饮食，做好推拿，孩子的脾胃就会越来越强大。

最后，需要特别提醒各位妈妈的是，吃饭是一件快乐又幸福的事，要放下对孩子吃饭的焦虑。妈妈越关注，孩子越容易吃得不好。同时，要注意培养孩子良好的饮食习惯，少让孩子吃零食。有些妈妈担心孩子不吃饭、肚子饿，就给孩子预备了一大堆零食，殊不知，这样只会加剧孩子不吃饭的状况。

如何通过食疗改善孩子的胃口

孩子食欲不振，不思饮食，原因较多，其病理基础是孩子脾常不足，脾胃功能薄弱。如果家长喂养不当，使孩子脾胃受损，也会导致脾胃运化和受纳功能失常，出现脾胃气虚、食积不化或胃阴不足的症状。孩子食欲不振的食疗，多以健脾和胃为主，脾主运化，胃司受纳，脾胃调和，则脾胃之气健旺，吃东西才能有滋有味。

孩子不想吃饭时，不要强迫，否则会使孩子产生厌食心理。另外，一定要保证三餐按时，错过一顿时，不要因为上一顿没吃而加餐，也不能不断地让孩子零碎进食。下面推荐是一些具体的食疗方。

食欲不振发作期

食疗方：乌梅山楂饮

食材：

乌梅 30 克、山楂 20 克、陈皮 6 克、大枣 10 克、白豆蔻 3 克、炙甘草 3 克、冰糖 100 克、干桂花 5 克。

制作方法：

（1）上述食材除冰糖外放入锅中，倒入 3000 毫升清水，浸泡 1 小时，大火烧开转小火煮 1 小时。

（2）过滤出汁，加冰糖搅拌放凉，分次饮用。

 食疗小贴士　孩子食欲不振，多由于脾胃气虚、食积不化或胃阴不足。乌梅和山楂消食，养胃阴；大枣健脾益气；白豆蔻、陈皮理气和胃；干桂花温胃化湿，并能提香。

食欲不振康复期

食疗方：果丹皮

食材：

新鲜山楂 1500 克、白砂糖 100 克。

制作方法：

（1）新鲜山楂切碎挑出核，加少许水和糖，小火慢煮；当山楂可以用勺子轻轻一压就变成泥的时候，倒进料理机中，打成山楂泥，过筛去除渣滓。

（2）筛完后把最细腻的山楂泥小火慢慢焙至凝固状（用勺子盛了倒不出来），然后均匀刷在烤盘上，薄薄一层，烤箱 80℃烘焙 1 小时或者 85℃烘焙 45 分钟。也可放入微波炉中小火烤 40 分钟，或者自然晾晒 2~3 天，干透后卷起即成。

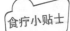 **食疗小贴士**　孩子食欲刚刚恢复之时，最应保护胃气，一下子吃得很多会导致饮食停滞，再次出现食欲不振。此时每餐后吃一点自制果丹皮，益胃生津助消化，是保护食欲的好办法。

02.

梳理胃经，帮孩子止住呕吐

对于年幼的孩子来说，呕吐也是经常出现的问题之一。因为孩子的胃比成年人浅，所以我们经常看到孩子吃多了会吐，感冒发烧会吐，肠胃不适也会吐……如果只吐一次也就算了，但有时候孩子会反复呕吐。这个时候不仅孩子难受，大人也会感到心疼。

急性呕吐的止呕手法有：

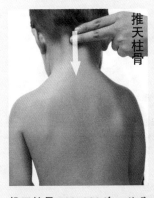

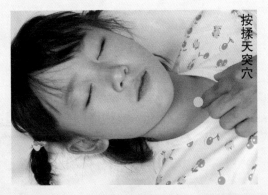

推天柱骨 200~300 次。就是
从颈后发际开始从上往下推
200~300 次，也可以多推一会
儿，完全没有坏处。

按揉天突穴 2~3 分钟。按揉的时候，不要往锁骨窝
深处用力，而是把着力点放在锁骨窝的骨缘上。

对于呕吐严重的孩子还可以艾灸中脘穴 30~40 分钟。
注：反复呕吐的孩子应在 2~4 小时内禁水禁食。

推天柱骨治疗孩子吐奶效果最明显。可以在孩子吃好奶之后推，然后再拍嗝。

雨欣刚刚出生时吐奶很严重，月嫂在医院里就跟我抱怨她太会吐奶。后来我让月嫂每天喂奶后，坚持推天柱骨 200 次，没过多久，月嫂再也不向我抱怨雨欣吐奶的问题了。

雨欣小时候不太配合按揉天突穴，我通常趁雨欣入睡之后才推拿，否则很难在时间上做到位。有时为了效果好一点，这个穴位我会推拿 3~5 分钟，对于缓解孩子干呕、痰多和吐奶效果都特别好。

在呕吐缓解期间的调理手法：

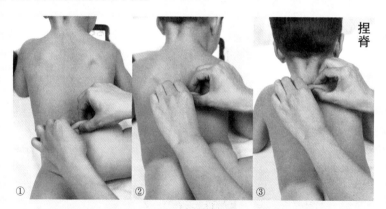

捏脊

① ② ③

捏脊 20 遍。

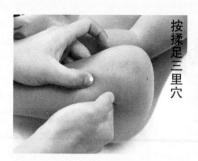

按揉足三里穴

按揉足三里穴 2~3 分钟。呕吐期间推拿这个穴位能调和脏腑、梳理气血，避免呕吐造成肠胃功能紊乱。

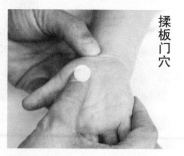

揉板门穴

揉板门穴 300 次。用大拇指的指端揉手掌的大鱼际。

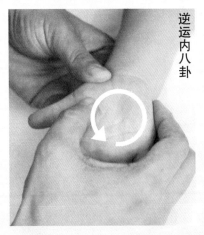

逆运内八卦

逆运内八卦 300 次。用大拇指或食指、中指指尖轻轻地在手掌内侧沿大、小鱼际及指关节末端逆时针画圈。

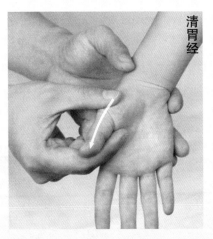

清胃经

清胃经 300 次。从大拇指外侧面指根推向指尖。

以上这几个手法都能降逆止呕，其他配穴还可以加上：

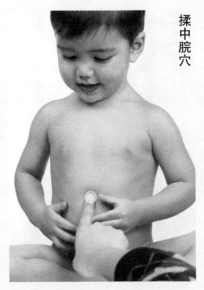

揉中脘穴

揉中脘穴 2~3 分钟。用指端或掌根揉胸骨下端至肚脐连线的中心。

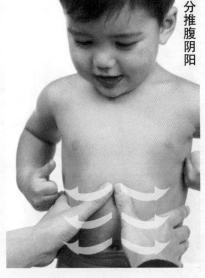

分推腹阴阳

分推腹阴阳 200~300 次。从中脘穴往两边有弧度地推，或自中脘穴至脐平推。

孩子恢复一般需要2~3天，在此期间尽量别让孩子喝奶，以白粥、小米粥为主食，安稳后再慢慢恢复正常饮食。此时，宁可让孩子饿着，让脾胃休息，也不能过早进补，使病邪恋战。

另外，再推荐几个日常保健手法：

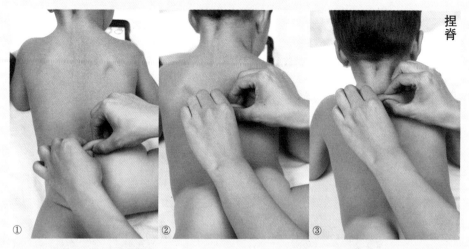

捏脊

① ② ③

捏脊5~10遍。沿脊椎从下往上捏。

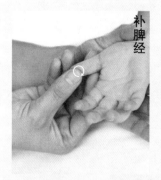

补脾经

补脾经300次。在大拇指指腹处顺时针方向画圈。

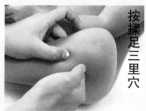

按揉足三里穴

按揉足三里穴1~2分钟。用大拇指指腹按压膝盖外侧的足三里穴。

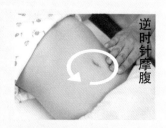

逆时针摩腹

逆时针摩腹3~5分钟。以肚脐为圆心，用手掌或者食、中指指端逆时针方向在孩子的肚脐四周缓缓画圈。

如何用食疗调理呕吐

呕吐是胃失和降、胃气上逆所致，可分为虚实两类，虚者多由于正气不足，实者多由于外邪客胃、饮食不当、痰饮内停或肝气郁结。因此，呕吐多与外邪和饮食不当有关。

呕吐发作时，首先要分析病因。如果是脾胃为寒邪所犯，就要保暖，饮生姜水温中止呕；如果是饮食不节，就要节制饮食，不继续给脾胃造成压力。其次，巧用食疗当助力。

 呕吐发作期

食疗方：焦三仙粥

食材：

焦三仙 15 克、绿豆 25 克、小米 50 克。

制作方法：

（1）绿豆和小米洗净待用，焦三仙浸泡 1 小时装入无纺布袋待用。

（2）绿豆和小米放入小锅中，大火烧开转小火煮 30 分钟；放入装有焦三仙的无纺布袋，继续小火慢煮 1 小时；拿出无纺布袋，取粥食用。

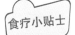 在中医儿科的处方中，经常看到焦三仙的身影。焦神曲善于消谷食积滞，焦麦芽善于消化淀粉类食物，焦山楂善于消化肉食，并可以开胃止呕。三者各司其职，是出类拔萃的助消化"团队"。呕吐发作期，小儿推拿加焦三仙粥，是一个不错的选择。

呕吐康复期

食疗方：米油

食材：

粳米 100 克、纯净水 650 毫升。

制作方法：

（1）粳米洗净放入小锅中，加入 650 毫升水。

（2）大火烧开转小火，熬煮出浓稠晶莹的米油即可。

食疗小贴士　呕吐过后，津液耗损、胃气受伤，米油养胃生津又不会给虚弱的脾胃造成负担，是呕吐康复期的最佳选择。

03.

浊气下引，有效止住打嗝

有一位妈妈在网上问我："缘缘老师，我的孩子现在两个月了，每次喝完奶不久就开始打嗝，一天要打嗝好多次，您有没有什么好的办法？"

孩子打嗝又称小儿呃逆，医学上称为"膈肌痉挛"，是较常见的一种现象。正常婴儿与成人一样，在胸腔与腹腔之间有一层很薄的肌肉，称为"膈肌"，起到分隔和保护胸腔、腹腔器官的作用。与成人不同的是，婴儿以腹式呼吸为主，膈肌还是婴儿呼吸肌的一部分。膈肌收缩时，胸腔扩大，引起吸气动作；膈肌松弛时，胸腔容量减少，引起呼气动作。当婴儿吃奶太快或吸入冷空气时，都会使自主神经受到刺激，从而使膈肌发生突然的收缩，导致迅速吸气并发出"嗝"的一声。当这种声音有规律地发出时，就是所谓的打嗝了。通常打嗝一段时间就会好，不用特殊治疗。但有时候也会严重到导致孩子脸色发青、呼吸困难，甚至影响睡眠。

我告诉这位妈妈，可以适当地对孩子进行推拿：

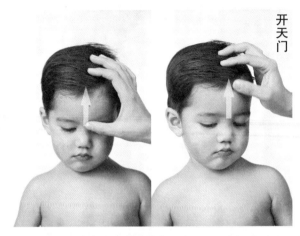

开天门

开天门穴 2~3 分钟。用两手大拇指自下而上直推天门穴。

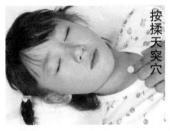

按揉天突穴

按揉膻中穴

按揉天突穴、膻中穴各 1 分钟。
分别用食指按揉锁骨中间的凹窝天突穴和两乳头连线的中心膻中穴。

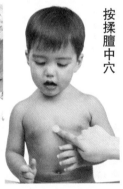

内关穴

点揉双侧内关穴 1 分钟。用大拇指指腹按揉位于前臂正中、腕横纹上两寸的内关穴。

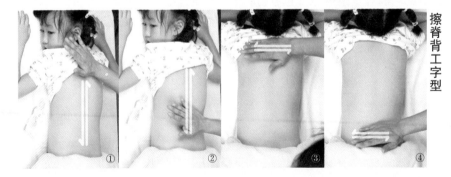

擦脊背工字型

① ② ③ ④

擦脊背工字型，以热透为度。

如果孩子每次喝完奶都打嗝，妈妈就要检查奶嘴的开口是不是太大，导致孩子吞咽太急，或是孩子饿的时间太长，吃得比较急。此时妈妈要注意帮助孩子控制吃奶的速度。

打嗝厉害时，还可以把孩子抱起来，喂他喝点热水，并轻轻拍背。想办法转移孩子的注意力，跟他做游戏或刺激一下他的足底，也能有效改善打嗝的症状。如果孩子动不动就打嗝，那就需要使用推拿了。

过了几天，这位妈妈告诉我，她检查了孩子的奶瓶，发现奶嘴的洞确实太大了，换了新奶嘴后，又坚持给孩子推拿了几天，孩子就不打嗝了。

调理打嗝的食疗方法

打嗝，中医病名为"呃逆"，主要病因有饮食不当、情志不舒、脾胃虚弱。孩子打嗝，一般和饮食不当、脾胃虚弱有关，情志问题非常少见。食疗一般以调节脾胃、调整饮食为主。饮食原则是宜温、宜慢、宜七分饱。

1. 打嗝发作期

食疗方：丁香柿蒂茶

食材：

丁香5克、柿蒂3克、太子参3克、生姜片5克、80℃开水150毫升。

制作方法：

（1）丁香、柿蒂、太子参、生姜片洗净放入杯中。

（2）80℃开水冲泡，盖上盖子闷至微温饮用。

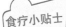

这个茶方是由中医药方剂"丁香柿蒂散"加减而来，基本采用的是原方，只是将人参换成太子参，更适合孩子食用。具有温中益气、降逆止呃的功效。

2. 打嗝康复期

食疗方：苏子杏仁茶

食材：

苏子 5 克、杏仁 10 克、80℃开水 150 毫升。

制作方法：

（1）苏子、杏仁洗净放入杯中。

（2）80℃开水冲泡，盖上盖子闷至微温饮用。

食疗小贴士

打嗝停止后，用苏子、杏仁两味具有降气作用的食材，使气机和降，防止反复呃逆。

04.

用双手揉开腹内的胀气，让孩子不再腹胀

正常的新生儿，尤其是早产儿，在喂奶后腹部常常会有轻微或较明显的隆起，这就是通常所说的"生理性腹胀"。一般来说，婴儿的肚子看起来都是鼓鼓胀胀的。这是因为婴儿的腹壁肌肉尚未发育成熟，却要容纳和成人同样多的内脏器官。在腹肌没有足够力量支撑的情况下，腹部就会显得比较突出，特别是婴儿被抱着的时候，腹部会明显下垂。此外，婴儿的身体前后是呈圆形的，不像大人那样略呈扁平状，这也是婴儿的肚子看起来胀胀的原因之一。

只要婴儿安静，腹部柔软，摸不到肿块，排便正常，生长发育良好，就没有任何问题。但是常常也会有这样的状况：婴儿肚子比平时大，腹部敲起来就像打鼓一样，不想吃东西，还时不时打嗝甚至呕吐，精神差。这就可能是胀气引起的腹胀。

这种状况在新生儿中特别常见。婴儿进食、吸吮时太急促而使腹中吸入了空气；奶瓶的奶嘴孔大小不当，空气通过奶嘴的缝隙而进入婴儿体内，婴儿吸入的奶水或其他食物，在肠内菌和其他消化酶的作用下发酵，产生大量的气体。这些都会导致腹胀。建议用下面的方法推拿：

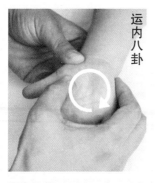

运内八卦

运内八卦200~300次。用大拇指或食指、中指指尖轻轻地在手掌内侧沿大、小鱼际及指关节末端顺时针画圈。

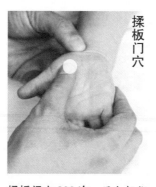

揉板门穴

揉板门穴200次。用大拇指的指端揉手掌的大鱼际。

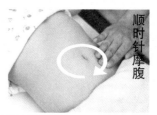

顺时针摩腹

顺时针摩腹5分钟。用食、中指或者全手掌以肚脐为中心在四周做顺时针方向推动。

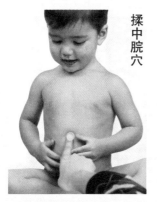

揉中脘穴

揉中脘穴2~3分钟。用指端或掌根揉胸骨下端至肚脐连线的中心。

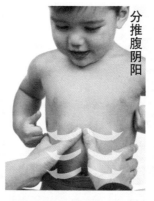

分推腹阴阳

分推腹阴阳200次。从中脘穴往两边有弧度地推，从肚脐往两侧分推，从关元穴往两侧分推。

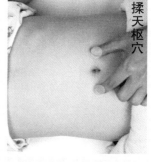

揉天枢穴

揉天枢穴1分钟。用大拇指指腹揉肚脐两侧的天枢穴。

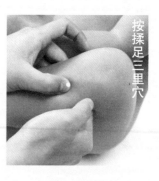

按揉足三里穴

按揉足三里穴1分钟。用大拇指指腹揉膝盖两侧的足三里穴。

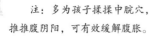

注：多为孩子揉揉中脘穴，推推腹阴阳，可有效缓解腹胀。

这套手法非常好用，可以经常给孩子按按。这里还是要提醒家长，注意生活中的细节，孩子哭的时候多给予安慰，可以通过拥抱调整他的情绪，避免胀气加重。另外，不要在孩子饿得太久后才喂奶。孩子饿的时间太长，吸吮时就会过于急促而吞入大量的空气。喂奶时，应当注意让奶水充满奶瓶嘴的前端，不要有斜面，以免孩子吸入空气。喂完奶后，把孩子竖起来，五指并拢，成空心状，轻轻拍孩子的背部，让孩子打嗝。如果孩子容易胀气，就要少吃容易在消化道内发酵并产生气体的食物，例如甘薯、苹果、甜瓜等。

调理胀气的食疗方法

孩子腹胀，多责之于脾胃，或因脾虚，或因食积。食疗多以健脾理气或消食导滞为主。

腹胀时需要忌口，饮食宜温，宜素多荤少，宜七分饱。

腹胀发作期

食疗方：莱菔汤

食材：

莱菔子 5 克、莱菔英 5 克、白萝卜 50 克、盐 2 克

制作方法：

（1）白萝卜洗净切块，莱菔子、莱菔英浸泡 1 小时待用。

（2）将步骤（1）的食材放入小锅中，倒入纯净水，大火烧开转小火煮 30
　　　分钟，加盐调味，过滤后饮用。

食疗小贴士

腹胀发作期，萝卜全身都是最有用的，莱菔子、莱菔英就是萝卜的种子和叶子，和萝卜一样，具有消积顺气的效果，可以有效缓解腹胀。

腹胀康复期

食疗方：谷芽麦芽粥

食材：

炒谷芽 15 克、炒麦芽 15 克、焦神曲 6 克、小米 20 克。

制作方法：

（1）上述食材洗净浸泡 1 小时，放入小锅中。

（2）加入清水没过食材，大火烧开转小火煮至软烂成粥即可。

食疗小贴士　孩子腹胀的病因，多以食积或脾虚为主。在康复期，用炒谷芽、炒麦芽、小米健脾，焦神曲消积，防止腹胀反复发作。还未添加辅食的小婴儿，可以推拿为主。大一点的孩子可以用此食疗方辅助调理。

05.

肠痉挛肚子硬，提拿肚角与承山

肠痉挛又称痉挛性肠绞痛，是小儿急性腹痛中最为常见的一种症状，是由于肠壁肌肉强烈收缩引起的阵发腹痛。主要特点是突然发生阵发性、间歇性的腹痛，而在间歇期间，又找不到异常的体征。

引起肠痉挛的原因有很多，如受凉、暴食、摄入大量冷饮、喂乳过多等。腹泻、消化道炎症等也会引发肠痉挛。通常在一两个小时内很快发作，很快结束，疼痛一般不会维持很长时间，而且腹部检查也没有明显的阳性体征。

学龄前或学龄期儿童一般可以自己表述腹痛，腹痛部位以中腹部或脐周居多，因便秘诱发的肠痉挛往往表现为左下腹痛。婴幼儿不能自己诉说腹痛，肠痉挛发作时主要表现为持续难以安抚的哭闹，有时从睡眠中哭醒，伴有呕吐、面颊潮红、翻滚、双下肢蜷曲等症状，可因患儿排气或排便而终止。

肠痉挛每次发作几分钟到十几分钟不等，时痛时止。反复发作数十分钟或数小时后，腹痛不再出现。妈妈可以用推拿帮孩子缓解疼痛。

雨欣一岁半的时候，有一个周六晚上 10 点多醒了，一边哭一边叫妈妈，怎么哄也哄不好。我想用安神的手法给她推拿，可她不配合，碰哪里都不对。老公看到了，以为女儿哭是我推拿的原因。听了他的话，我有一点郁闷，索性把雨欣抱起来，不再推拿了。可雨欣还是没完没了地哭了 20 多分钟，怎么哄都停不下来。我开始没多想，只当她没睡好。后来意识到不对，雨欣很少这样哭闹，更不会没完没了地哭个不停，一定有原因。

我镇静下来，轻声问："宝宝你怎么了，怎么一直哭啊，哪里痛啊？"雨欣这才断断续续地说："我的……肚肚……痛……啊……"说实话，我当时挺愧疚的，觉得我这个做妈妈的也太马虎了，孩子哭了这么久才想起来问。

我摸了摸雨欣的肚子，发现她的小肚子像石头一样硬硬的，缩成一团。我意识到可能是急性腹痛，而且有肠痉挛的现象。因为疼痛，雨欣不让我摸她肚子，很多手法都很难施展。无奈之下，老公配合我给雨欣捏脊。刚开始雨欣弓起身子不配合，看着她可怜的样子，我也很心疼，但无论如何捏脊必须做，否则她的疼痛不会缓解。

于是我很强硬地跟雨欣说，妈妈给你按一下，很快就不痛了。捏完，我又给雨欣揉天枢穴、揉一窝风穴、按揉双侧足三里穴和按揉双侧承山穴等。这时雨欣更是抗拒得大哭。我坚持做完，然后又拿肚角穴5遍。一套手法结束，雨欣已经好了，也不哭了，小手紧紧地抓着爸爸。我又摸了摸她的肚子，已经完全松软了下来。喂了点水后，雨欣可美了，开始晃着小脑袋，不停地冲我们乐。

就这样，惊险紧张的一幕总算是过去了。

对于肠痉挛，比较有效的手法是：

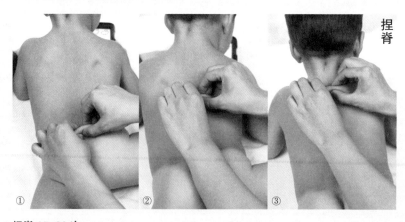

① ② ③

捏脊15~20次。

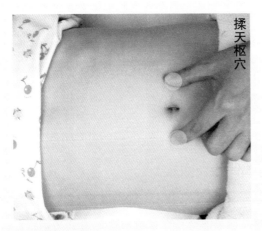

揉天枢穴

揉天枢穴 2 分钟。

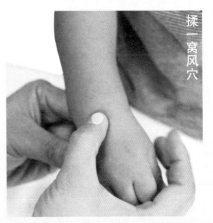

揉一窝风穴

揉一窝风穴 2 分钟。用中指或大拇指指端重揉位于手背腕横纹的正中凹陷处。注意，一窝风穴是止腹痛的要穴。

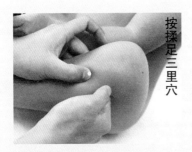

按揉足三里穴

按揉双侧足三里穴 2 分钟。可用大拇指指腹按揉。

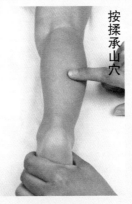

按揉承山穴

按揉双侧承山穴 50 次。用大拇指指腹按揉小腿后面正中的承山穴。当稍微施力踮起脚尖时，小腿后侧肌肉浮起的尾端就是承山穴。

拿肚角穴 5 次。用大拇指和食、中两指相对用力拿捏位于脐下 2 寸、旁开 2 寸的大筋处。

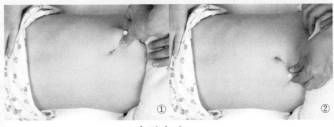

① ②

拿肚角穴

这里特别介绍一下拿承山穴。承山穴位于小腿肚子的最低点，在大家的印象中，拿承山穴通常主治小腿抽筋、腿部劳累。但是在孩子肠痉挛时，拿承山穴是一种非常有效的手法。细心的妈妈会发现，当孩子肠痉挛时，承山穴通常也处于紧绷的状态。此时用拿法拿承山穴 50 次，承山穴松弛下来后，孩子紧绷的肚子也会放松下来。

需要特别提醒的是，如果孩子嚷着腹痛，一定要小心。如果孩子肚子很硬，有肠痉挛的现象，可以用上面介绍的推拿手法。如果不确定，就要及时去医院就诊。小儿阑尾炎、肠梗阻、腹膜炎等都可能引发急性腹痛。如果孩子突然肚子疼，可以先观察一下或是使用推拿手法调理。如果排除了便秘、肠痉挛、腹泻等症状，推拿后孩子还是肚子疼，就要马上去医院检查。

千万不要随便给孩子吃止痛药。我记得当初在学中医的时候，老师曾经讲过一个案例，我至今记忆犹新。

老师以前医院的同事，一天回家，女儿告诉她肚子痛，当时她刚值完夜班，觉得很累，就没在意，只给孩子吃了一片止痛药，然后就去休息了。女儿吃下止痛药后疼痛减轻，却贻误了病情。等她重视起来，送女儿去医院时，孩子小肠已经大面积坏死，切掉了很多。那时候还没有人工小肠，孩子的营养吸收成了大问题，虽然做了手术，但孩子的生命也没能延续几年。

这个案例让人唏嘘。所以特别提醒各位妈妈，千万不要粗心大意。

针对肠痉挛的食疗方法

在中医理论中，肠痉挛主要和寒凝、食积有关，属于腹痛范畴。食疗主要以消积、解痉、缓急止痛为主，需要做到的是停止过饱、过荤、过冷、过热的喂养。

肠痉挛发作期

食疗方：木瓜薏仁凤爪汤

食材：

宣木瓜 10 克、炒薏仁 20 克、焦三仙 10 克、炙甘草 3 克、凤爪 5 只、盐 2 克、生姜 10 克。

制作方法：

（1）宣木瓜、炒薏仁、焦三仙、炙甘草洗净，浸泡 1 小时待用。

（2）凤爪洗净放入小锅中，倒入清水没过凤爪二横指，放入生姜，大火烧开转小火炖煮 1 小时，放入步骤（1）中的食材，加入盐，继续炖煮半小时。

食疗小贴士　木瓜、炒薏仁均为舒筋活络、解痉止痛之品；焦三仙消积；炙甘草缓急止痛。中医认为，肝主筋，爪为筋之余。凤爪入汤也是舒筋活络、解痉止痛的用意。

 肠痉挛缓解期

食疗方：莱菔子姜茶

食材：

莱菔子 5 克、生姜片 10 克。

制作方法：

（1）食材洗净，放入杯子中。

（2）倒入 80℃开水，浸泡至微温饮用。

食疗小贴士　莱菔子为消积理气之品；生姜温中散寒，具有消积之功效，可防止肠痉挛再次发作。

06.

孩子拉肚子，逆时针摩腹好得快

在孩子成长过程中，拉肚子是特别常见的问题。牛奶浓度不对、奶瓶消毒不当、吃了过于油腻或刺激性的食物、精神紧张、腹部受凉等都可能引起拉肚子。1 岁以内的孩子拉肚子的发病率更高一些，因为他们的脾胃功能较弱，消化功能不成熟，加之发育快，所需热量和营养物质多，一旦喂养或护理不当，就容易发生腹泻。

我们通常根据大便的颜色和次数来判断孩子是不是拉肚子了。对于 1 岁以内的孩子来说，每天 3~4 次大便都是正常的。如果孩子每天大便 5~8 次，粪便呈黄绿色，带黏液或呈蛋花汤样，气味酸臭，就说明孩子消化不良了。

一旦孩子拉肚子，不论是什么原因引起的，控制好饮食都很重要。

曾经有位妈妈告诉我，孩子腹泻一个多月都没好。我一问才发现是因为饮食控制不当。我自己也曾因为没有控制好雨欣的饮食而导致她腹泻。在雨欣成长过程中，最早出现的问题不是发烧，而是拉肚子，原因是我这个做妈妈的无知。那时我是照着书本养育孩子的，当我看到母乳喂养对孩子身体特别好的时候，我就下定决心给雨欣最好的营养，坚持纯母乳喂养，直到自然离乳。

雨欣 2 个多月的时候，我看到书上建议给孩子喝些果汁，因为果汁中所含的很多维生素和微量元素是母乳中不具备的。我觉得有道理，所以一拍脑袋就行动起来，拿出新鲜的橙子，现榨新鲜的橙汁给雨欣喝。看着雨欣咂巴着小嘴，吃得很欢，我心里还美滋滋的，完全不知道自己闯了祸！后来雨欣开始拉肚子，一天要拉好几次。

但当时的我一点都没想起来是果汁的问题，只想着可能是孩子腹部着凉了，于是特地给雨欣添加了衣服，再配合推拿。这么做确实取得了一定的效果，腹泻次数减少了。我挺开心的，于是继续做蠢事，继续给雨欣喝新鲜的橙汁。结果雨欣又开始拉肚子，而且拉肚子的次数增多了。因为拉得次数太多，雨欣的屁股也变得又红又肿，每次擦屁股的时候都哭闹不止，我心疼得不得了。

因此，我又要在治疗拉肚子的基础上想办法护理孩子又红又肿的屁股。我用了香油配上珍珠粉，效果非常好，可是拉肚子还是没好利索。我开始悲观地认为小儿推拿不那么好用，又给雨欣吃了妈咪爱、蒙脱石散和益生菌，但都不是很见效。这样反反复复10天后，我实在不放心，拿着雨欣的大便去化验，结果就是消化不良，没有其他问题。医生提示我可能是乳糖不耐受，让我试试腹泻奶粉。这个腹泻奶粉算是帮了我的大忙，停止母乳第一天开始吃腹泻奶粉，仅仅一天时间，孩子的大便就正常了很多。第二天我给雨欣一半腹泻奶粉，一半母乳，大便依旧正常。第三天，恢复全母乳。

雨欣痊愈后，我冷静地思考究竟是哪个环节出了问题。我发现，腹泻就是从添加橙汁后开始的。2个多月的孩子毕竟太小，肠胃功能还没有那么强大，而橙汁对孩子肠胃的刺激非常大，我只想到了橙汁的优点，却没有考虑到它强烈的刺激性，才引发了这次问题。

在这里也特别提醒各位妈妈，给孩子添加果汁时最好选择苹果、梨等中性、温和的水果，用水煮过后喂水给孩子喝。尽量不要让幼小的孩子喝鲜榨果汁，如果想让孩子喝鲜榨果汁，也一定要加温水稀释后再给孩子饮用。一旦出现问题，就要果断停止尝试！

孩子腹泻期间饮食上一定要加强控制，即使是平时对孩子有益的食物，在腹泻期间也可能会刺激肠胃。孩子腹泻时，肠胃功能下降，对母乳或牛奶都可能会出现乳糖不耐受的情况，所以尽量不要给孩子喝奶。对于以喝奶为主的孩子，无论是母乳还是普通奶粉都要停掉，换成特制的腹泻奶粉。腹泻奶粉在营养上与普通奶粉并无差异，只是以麦芽烟精或葡萄糖聚合物取代了普通奶粉中的乳糖，且在蛋白质上做了调整，不会加重乳糖不耐受的问题。孩子腹泻时，喝特制的腹泻奶粉，止泻效果特别好。已经能够吃饭的孩子，可以喝一些浓米汤，让肠胃得到休息。

即使孩子已经完全恢复了，家长也要注意用一些清淡的饮食来过渡。很多家长觉得孩子拉肚子把营养全拉掉了，很可怜，腹泻止住后就马上让孩子进补很多高蛋白的食物，这种做法是完全不可取的。这个时候孩子的脾胃还非常虚弱，补充的营养不但无法消化吸收，还会导致腹泻症状的反复，或引发积食，严重的还可能导致厌食。总之，家长一定要放轻松。现在营养物质极其丰盛，孩子饿几天也不会出现营养不良。等孩子肠胃完全恢复后，再补不迟。

如果是受凉引起的腹泻，就要做好孩子腹部的保暖。即使是夏天，也要帮孩子盖好肚脐。

不管孩子是什么原因引起的腹泻，都可以用以下推拿手法：

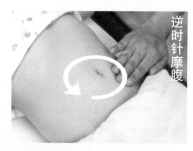

逆时针摩腹

逆时针摩腹 3~5 分钟。 如果天气冷，可以隔着一层衣服给孩子摩腹，此时力道要稍微重一些。即便如此，这个手法整体来说也是非常轻柔的。如果掌握不好力道，就尽量轻轻地按，时间长一些，也能以量取胜。

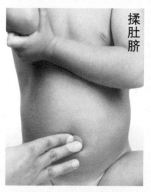

揉肚脐

揉肚脐 200~300 次。 用食、中指压在孩子肚脐上揉，揉的时候可以不分顺逆时针，用揉动肚脐来带动肚脐周围的肌肉。

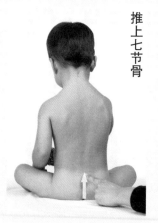

推上七节骨

推上七节骨 300~500 次。 用大拇指或食、中指指面从尾椎骨自下而上推至孩子腰部最凹处。

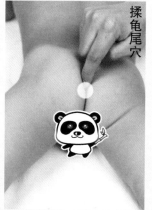

揉龟尾穴

揉龟尾穴 2 分钟。 用手顶住孩子尾骨最下端，往上方揉，力度适中，不要太轻，但也无须太重。

如果有条件，艾灸肚脐 30 分钟，也可以使用黄豆灸。这两种方法都能温热孩子的肚子，扶正阳气，帮助孩子尽快恢复。

如何进行饮食调理

腹泻，在中医中属于"泄泻"范畴，无外乎感受外邪、内伤饮食、脾胃虚弱等三种原因。泄泻日久，会导致营养吸收障碍，影响孩子生长发育。对于本病要重视起来，首先排除有没有感受风寒暑湿之邪，根据病因对症处理；其次排除有无饮食不洁或不节；在此基础上，调整脾胃功能，健脾和胃。食疗以健运脾胃、消食导滞和扶正祛邪为重点。

 腹泻发作期

食疗方：麦芽炒米内金粥

食材：

炒麦芽 30 克、炒米 30 克、炙鸡内金粉 3 克、姜末 3 克。

制作方法：

（1）炒麦芽、炒米和姜末放入小锅中，炙鸡内金粉过筛入锅。

（2）加入清水没过食材，大火烧开后转小火煮成稀粥。

食疗小贴士　腹泻发作期，最忌立即止泻，若有外邪侵袭或内伤饮食，盲目止泻会导致"闭门留寇"，把病邪留在体内，造成腹泻反复不止。用炒麦芽、炒米健脾养胃消食，炙鸡内金粉消积，姜末和胃，使脾胃健运，腹泻自止。

腹泻康复期

食疗方：白扁豆花茶

食材：

白扁豆花 10 克、苹果花 3 克、乌梅 1 粒、70℃开水 200 毫升。

制作方法：

（1）乌梅、白扁豆花和苹果花洗净，放入杯中。

（2）70℃开水反复冲泡饮用至无味。

食疗小贴士

腹泻停止后，饮食应以健运脾胃，防止再次腹泻为主。由于腹泻耗伤津液，要辅以养阴生津之物。白扁豆花健脾化湿，苹果花悦脾和胃，乌梅生津，制成茶饮，有助于腹泻康复。

07.

急性肠胃炎，止泻是关键

急性肠胃炎与我们常见的感冒一样，不过是肠胃的感冒。它主要是饮食不当引起的，暴饮暴食、生食冷食、饮食不卫生等都可能引起急性肠胃炎。急性肠胃炎的主要症状是恶心、呕吐、腹痛、腹泻，甚至伴有发烧，大便呈黄色或者黄绿色，稀疏多水，甚至含有黏液。这说明疾病是由细菌和病毒感染引起的。

有一次打开电脑，我看到学员丽雪的求助信。她刚刚 1 岁 3 个月的孩子吃饭时因为突然呛到而呕吐。原先她并没在意，到晚上临睡前依然像往日一样给孩子

止呕的常用手法：

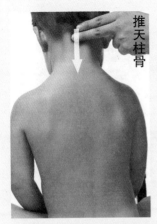

推天柱骨

推天柱骨 200~300 次。

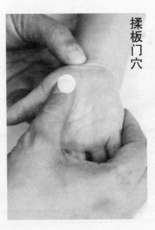

揉板门穴

揉板门穴 300 次。

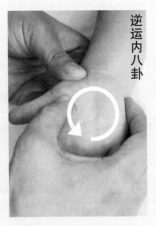

逆运内八卦

逆运内八卦 300 次。

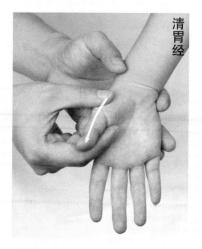

清胃经

清胃经300次。

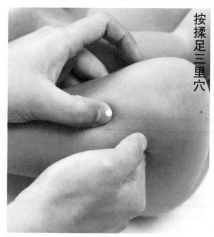

按揉足三里穴

按揉足三里穴2分钟。

喝奶。但孩子刚喝完奶又全部吐了出来。好不容易哄睡着了，一个多小时后又醒来吐了一次。丽雪有点慌神，就开始用止吐的手法给孩子推拿。

第二天早上，丽雪只给孩子喝了一点米汤，到下午孩子果然不吐了。丽雪以为好转了，到晚上又给孩子喝奶。结果睡到半夜，孩子突然开始拉肚子，大便有明显的酸味。第三天白天又拉了4次，什么都不吃。丽雪有点着急，但她还是决定用治疗腹泻的推拿手法给孩子止泻。

止泻的常用手法：

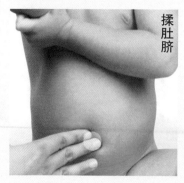

揉肚脐

揉肚脐300次。

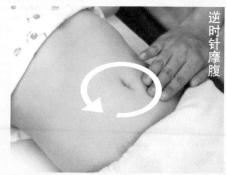

逆时针摩腹

逆时针摩腹3~5分钟。

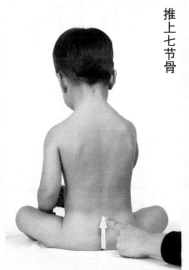

推上七节骨

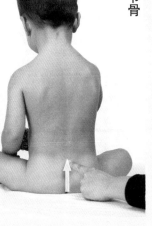

揉龟尾穴

推上七节骨300次。　　　　　　揉龟尾穴300次。

虽然丽雪之前曾用推拿治好了孩子的感冒，但用推拿处理孩子腹泻还是第一次，丽雪不是很有信心。我告诉她，她做得很好，不过孩子肠胃不适期间，一定别着急给他喝奶，不吃没问题，吃错了反倒麻烦。孩子上吐下泻属于"肠胃感冒"，需要调理一段时间。

我让她在普通的止泻手法上加揉中脘穴和分推中脘穴（分推腹阴阳）。另外，如果腹泻严重，配合艾灸中脘穴、肚脐和关元穴各15分钟。每天给孩子推拿两次。

到第四天，孩子上吐下泻的症状消失了，但胃口还是不好。丽雪想着我的忠告，坚持只给孩子喝米汤，坚持推拿。一周后，孩子的身体恢复了，胃口也恢复了，吃饭比原来更香了。

当孩子感染急性肠胃炎后，都可以使用以下这套手法：

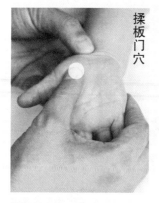

揉板门穴 300 次。

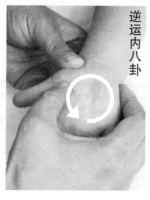

逆运内八卦 300 次。

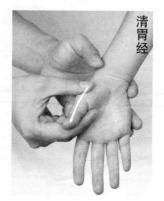

清胃经 300 次。从大拇指外
侧面由指根推向指尖。

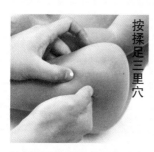

按揉足三里穴 2 分钟。用大
拇指按揉足三里穴。

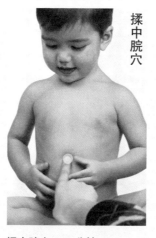

揉中脘穴 2~3 分钟。

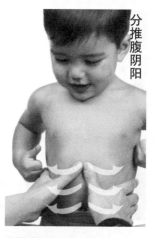

分推腹阴阳 500 次。

孩子精神状态不好、打蔫，及时艾灸中脘穴 10~15 分钟，时间宜长不宜短。

腹泻次数太多，还可以艾灸肚脐和关元穴，最好各灸 15 分钟以上。根据症状一天可以艾灸两次。

当孩子患有急性肠胃炎时，一定要忌口，禁食高糖、高脂、高蛋白的食物，饮食要清淡，不吃过于油腻的食物。容易引起肚子胀的豆类、栗子、红薯等食物也不要食用，防止肚子更加不舒服。可以用炒焦的大米煮粥给孩子吃。下面是一些更具体的食疗建议。

如何食疗？

急性肠胃炎，在中医里属于"泄泻"范畴，但和普通泄泻不同的是常常伴有呕吐。急性肠胃炎要及时施治，如果反复发作会转变为慢性肠炎或胃炎，影响孩子对营养的吸入，会进一步影响其生长发育。急性肠胃炎的病因，多与外伤寒湿或暑湿之邪，内伤饮食有关。如果感受寒湿之邪或暑湿之邪，或饮食不节、不洁，均可引发急性肠胃炎。

首先，排除外邪侵袭，针对病因进行处理；排除不洁饮食，暂停肥甘厚味的摄入，肉蛋奶等不易消化的食品要暂停；饮食要注意七分饱，不能给胃肠道增加负担。

其次，巧用食疗当助力。调理急性肠胃炎的食疗主要以化湿、解毒、消积为主。

急性肠胃炎发作期

食疗方：藿香茯苓茶

食材：

新鲜藿香3克、焦山楂5克、焦神曲5克、焦麦芽5克、姜竹茹5克、芦根3克。

制作方法：

所有食材洗净放入杯中，用70℃开水冲泡，微温后饮用。

急性肠胃炎的治疗最忌立即止呕、止泻，若有外邪侵袭，容易闭门留寇，反复拖延易转为慢性肠胃炎。在急性胃肠炎发作期，首先要化湿、消食，以达到呕泄自止的目的。藿香化湿；竹茹化痰、凉血、安神，以姜制后成为姜竹茹，不仅可以克制竹茹自身的寒性，还可以安抚肠胃，缓解呕吐；芦根清内热，防止湿热内蕴；焦三仙消食导滞。几味食材合力，能有效缓解症状。

急性肠胃炎康复期

食疗方：石斛薏仁粥

食材：

新鲜石斛1根、炒薏仁20克、炒米30克。

制作方法：

（1）新鲜石斛切开放入小锅中，加入600毫升水，大火烧开转小火慢煮1小时，炖煮出石斛水。

（2）炒薏仁、炒米倒入小锅中，加入石斛水，煮成稀粥。

急性肠胃炎康复期，要注意胃肠道黏膜的修复及津液的补充，同时要健运脾胃。新鲜石斛的汁液非常黏稠，与人体胃液相似，能帮助修复胃肠道黏膜，补充津液。炒薏仁、炒米健运脾土，益胃气，适合在急性肠胃炎康复期食用。

08.

秋季谨防轮状病毒，健脾和胃最重要

　　进入秋冬季节，孩子特别容易感染轮状病毒而腹泻。这种腹泻与一般的腹泻不一样，并非是由肠道菌群紊乱或腹部受凉引起的。

　　轮状病毒引发的腹泻大多发生在 2 岁以下的孩子身上。这种疾病前期主要表现是发热，因此常常被家长误以为是感冒而耽误病情。病程中期孩子开始呕吐，第 3~5 天时开始腹泻，拉蛋花汤样的稀水便，严重时一天要拉 10 多次。

　　很多家长会把轮状病毒腹泻当作普通腹泻，给孩子补充益生菌或服用抗生素。但这种疾病并不是菌群紊乱导致的，而是病毒感染了小肠上皮细胞而造成的细胞损伤。因此我们常常看见这样的状况：各种调节肠道菌群的药都给孩子吃了个遍，孩子的腹泻不仅没好，反而更加严重了。西医的解释是，这种病具有自愈性，持续4~7 天后会自行恢复。如果家长发现孩子先发烧后腹泻，最好先去医院进行一个轮状病毒的检测，再对症治疗。

　　有的家长问我，小儿推拿对轮状病毒腹泻有效吗？我的答案是，小儿推拿可能不会快速消灭病毒，但它能够提升孩子体内的正气，也就是增强体质，体质增强后，同样的问题恢复时间更短，病好得更快。

　　秋季腹泻的典型症状是上吐下泻，因此推拿重点应该是健脾和胃，通常来说需要用止呕止泻的手法。

止呕手法：

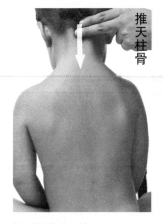

推天柱骨

推天柱骨 300 次。

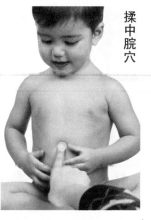

揉中脘穴

揉中脘穴 2~3 分钟。

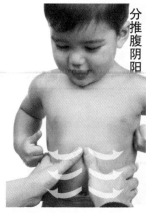

分推腹阴阳

分推腹阴阳 200~400 次。

注意：缓解轮状病毒引发的腹泻可用健脾和胃的手法。

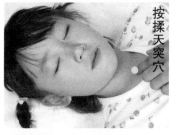

按揉天突穴

按揉天突穴 1~2 分钟。

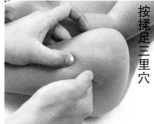

按揉足三里穴

按揉足三里穴 1~2 分钟。

止泻手法：

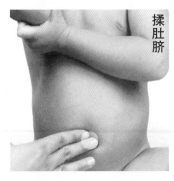

揉肚脐

揉肚脐 2~3 分钟。

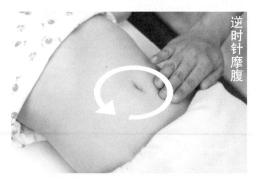

逆时针摩腹

逆时针摩腹 3~5 分钟。

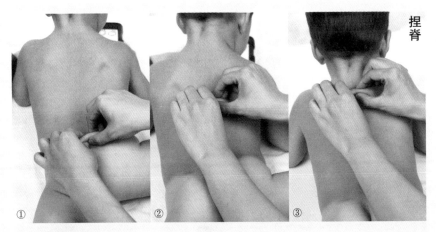

捏脊

① ② ③

捏脊 10~20 遍。

以上手法一天至少做 1~2 次。

如果孩子有发烧症状，还要加上退烧的手法：

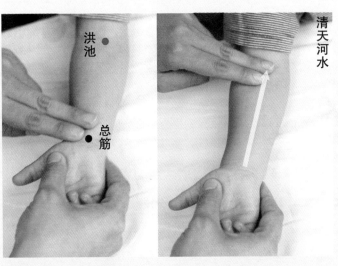

清天河水

洪池

总筋

清天河水 300~500 次。

生病期间，一定要帮助孩子调整饮食，以米汤和稀粥为主。急性呕吐期间，2小时内禁水禁食，否则喝下去也会吐出来。当孩子不再吐泻时，可以逐步恢复饮食。

如果腹泻严重，配合艾灸肚脐、关元穴、肾俞穴，各10~15分钟为宜。一般3天就能起效。

痊愈后的巩固手法：

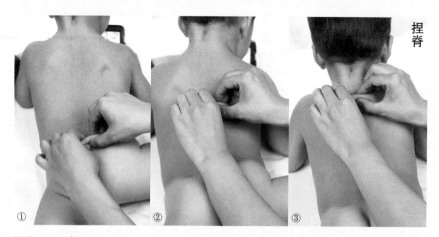

捏脊

① ② ③

捏脊5~10遍。

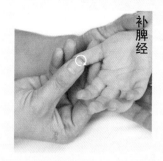

补脾经

补脾经300次。

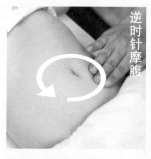

逆时针摩腹

逆时针摩腹3~5分钟。

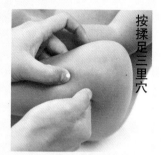

按揉足三里穴

按揉足三里穴1~2分钟。

建议以上手法坚持做3~5天。

针对轮状病毒的食疗方法

轮状病毒多发生于秋季，秋季气温降低，人体的脐部肌肤是最薄的，很容易感受寒邪。而孩子胃肠薄弱，如果素体脾胃虚弱、湿邪内蕴，再感受外寒，就很容易出现"内外合邪"而致病。轮状病毒的发作，无论吐泻，都以脾胃虚弱为主要原因。

轮状病毒来袭时，要积极调整孩子的脾胃功能，严格忌口，不吃难消化的食物，最起码不给脾胃增加不必要的负担。建议配合以下食疗方案作助力。

 轮状病毒发作期

食疗方：补土粥

食材：

炒薏仁 20 克、小麦仁 20 克、小黄米 20 克、大黄米 20 克、南瓜 50 克。

制作方法：

（1）南瓜洗净切块待用，炒薏仁浸泡 1 小时待用。

（2）食材放入锅中，加入清水没过食材，大火烧开转小火煮至软烂成粥。

 轮状病毒发作时，无论吐泻，都不能盲目止吐、止泻，以防止把外邪留在体内，也就是中医所说的"闭门留寇"。选用五种入脾经、补脾土的食材，借助谷气，振奋脾经，使脾土健运得复，正气充足则邪自去。

轮状病毒康复期

食疗方：山药莲肉红枣粥

食材：

怀山药 1/4 根、莲肉 15 克、红枣 3 粒、小黄米 30 克。

制作方法：

（1）怀山药去皮洗净切小块，红枣去核切小粒待用。

（2）食材放入锅中，倒入清水没过食材，大火烧开转小火煮至软烂成粥。

食疗小贴士 ｜ 轮状病毒康复期，以健脾为主，选用四种健脾且略有缓补作用的食材煮粥，使脾气健运，防止病情反复。

痢疾别害怕，提携阳气是关键

痢疾和腹泻是两种不同的疾病。痢疾是痢疾杆菌感染引起的，临床表现为腹痛、腹泻、黏液脓血便等。痢疾与腹泻的致病原因不同，使用的手法也不相同。

治疗痢疾的推拿手法为：

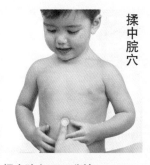

揉中脘穴

揉中脘穴 2~3 分钟。

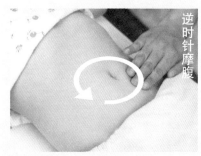

逆时针摩腹

逆时针摩腹 2~3 分钟。

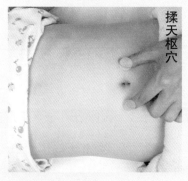

揉天枢穴

揉天枢穴 2~3 分钟。

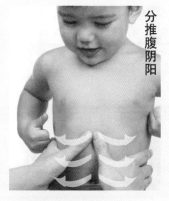

分推腹阴阳

分推腹阴阳 200~400 次。

117

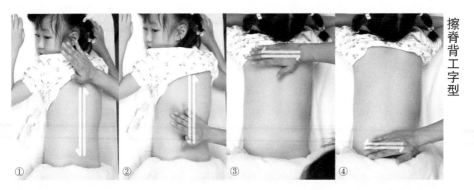

擦脊背工字型

① ② ③ ④

擦脊背工字型。擦热脊柱、督脉及两侧膀胱经，其中对应前方脾胃和大肠处的脊背位置要作为重点，需要增加推拿时间。

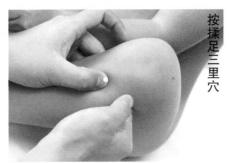

按揉足三里穴

按揉足三里穴 2~3 分钟。

　　因为痢疾对正气消耗特别厉害，所以要用艾灸灸孩子肚脐、天枢穴、关元穴和背部的命门穴、肾俞穴各 15 分钟，饮食上多给孩子喝一些焦米汤。

　　对于痢疾这种细菌性感染引发的疾病，我建议一定要使用艾灸。艾灸对于提升阳气有着绝佳的效果。在痢疾的发病过程中，孩子的阳气被大量消耗，推拿虽然能帮助孩子自我调整，但孩子的身体能量已经被大量消耗，调整力量有限，而艾灸就能起到补充力量的作用。两者配合起来，能达到很好的效果。

　　如果没有进行过专业的学习和培训，我建议妈妈们将小儿推拿作为一种辅助的治疗手段。毕竟痢疾发病快、病情急，如果没有学习过专业的手法，效果可能会打折扣。这种情况下，妈妈最好在医生的指导下用药，同时使用小儿推拿进行辅助，这样也能更快地帮助孩子恢复健康。

我指导的第一个痢疾案例是在 2009 年国庆长假的前一天。罗罗妈妈在电话里焦急地询问："缘缘老师，怎么办？我家罗罗得了痢疾，我用止泻手法推了两天都没好！"孩子腹泻的症状不仅没有任何好转，反而更加严重了，孩子每天要拉六七次，大便里还带有黏液状血丝，很腥臭。看着孩子消瘦的样子，罗罗妈妈不淡定了。当天晚上，罗罗一家立即驱车前往上海。医生诊断罗罗患的是痢疾，但大便细菌培养需要五天，医生要求他们五天后再来拿结果进行复诊。在这五天里，医生让罗罗先吃一些抗生素和益生菌。从医院回来，罗罗妈妈先给孩子吃了益生菌，家人催促着吃点抗生素，罗罗妈妈犹豫了一下，给我打了这个电话。

罗罗妈妈困惑地问我："为什么止泻的手法一点都不见效呢？"我告诉她，腹泻和痢疾是两种不同的疾病。引发腹泻的原因很多，大多是肠道紊乱引起的，例如肠蠕动亢进、分泌增多或吸收障碍等。而痢疾则是细菌感染引起的，临床表现为腹痛、腹泻、黏液脓血便等。引发的原因不同，使用的手法就要进行调整。

坚持推拿配合艾灸到第五天，传来了罗罗妈妈兴奋的声音："孩子刚刚拉出了一条金黄的成型的大便。"

孩子患痢疾时怎么食疗

中医认为，痢疾是外感时行疫毒、内伤饮食而致，具有传染性。在中医中称为滞下，有肠道"闭滞不利"的含义。痢疾的发生，多有饮食内伤的病理基础，加上痢疾病菌的侵犯而发病。

首先，应该严格忌口。《备急千金要方》说："凡痢病……所食诸食，皆须大熟烂为佳，亦不得伤饱，此将息之大经也，若将息失所，圣人不救。"也就是说，要吃软烂易消化的食物，七分饱，如果还在贪嘴，圣人也难以施救。其次，可以尝试以下两个食疗方：

痢疾发作期

食疗方：马齿苋绿豆茯苓茶

食材：

新鲜马齿苋 50 克、绿豆 20 克、茯苓 10 克、纯净水 500 毫升。

制作方法：

（1）食材洗净放入锅中，倒入纯净水，大火烧开转小火煮 30 分钟。

（2）过滤出水，代茶饮用。

食疗小贴士

痢疾本就是内伤饮食、外感邪毒所致，食疗应该以扶正和祛邪同时进行。新鲜马齿苋是著名的清热解毒止痢之品，加上绿豆的解毒功效，茯苓的健脾功效，在痢疾发作期配合正确的小儿推拿手法，可以快速止痢。

痢疾康复期

食疗方：六君子茶

食材：

太子参 10 克、炒薏仁 20 克、茯苓 10 克、炙甘草 3 克、姜片 5 克、陈皮 3 克。

制作方法：

（1）食材浸泡 1 小时待用。

（2）食材放入养生壶中，倒入清水 650 毫升，炖煮 30 分钟，代茶饮用。

食疗小贴士

六君子茶由"六君子汤"加减而来，调和脾胃。因为六种食材温和中正，像谦谦君子一样，所以称为"六君子"，适合病后康复时的温和调理。

10.

让大肠正常工作，帮孩子告别便秘

很多家长都有这样的体会，就是孩子生病前、生病中，特别容易便秘，很多问题都能扯上便秘。可是，治疗便秘的手法有时用着用着就不好使了。到底是怎么回事呢？

另外，孩子排便时间长就是便秘吗？便秘最重要的是观察大便的性状，如果是黑、干、硬的状态，即便孩子每天如厕，其实也算是便秘。但如果大便成形、软硬适中、颜色土黄，那么即便孩子两三天大便一次，问题也不大。还有的家长问为什么孩子总便秘，怎么解决呢？

关于便秘，从中医辨证角度来理解其原因，才能更好地确定推拿思路，对症治疗，效果才会更好。孩子便秘很大一部分原因跟饮食结构有关。我们都太爱孩子了，孩子爱吃啥，一定满足他。而那些好吃的东西不一定有营养，添加剂还多，很多都属于垃圾食品，但谁让孩子喜欢呢。如此一来，高热量、高脂肪摄入过多，粗纤维摄入不足，大肠蠕动所需要的元素不够，便成了孩子便秘的主要诱因。肺与大肠相表里，孩子肺常不足，大肠蠕动力不够，就更加依赖粗纤维来促进肠胃蠕动了。这就是"入口"问题不解决，就很难解决"出口"的问题。所以，肉和蔬菜的比例最好是三七分，如果孩子便秘严重，最好全素食一段时间。这时再配合推拿手法方有疗效。

我建议用下面的四大手法调理便秘：

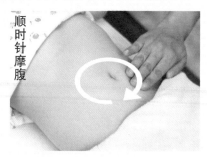

顺时针摩腹

顺时针摩腹 5 分钟。

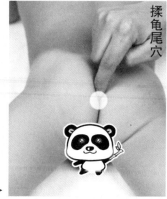

揉龟尾穴

揉龟尾穴 100~300 次。▶

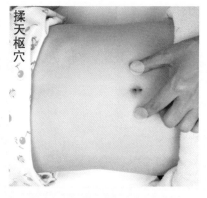

揉天枢穴

揉天枢穴 100~150 次。

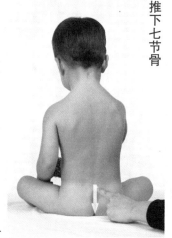

推下七节骨

推下七节骨 100~300 次。▶

但是很多时候，吃全素的孩子还便秘，这是为什么呢？那些肺活量大、中气足的人很少会便秘，因为排便时会借力，用腹部压力推动大肠蠕动以排便。老人和小孩容易便秘，其中有一种情况就是气虚型便秘，根本原因是中气不足。此时吃再多的粗纤维都无济于事，因为没有力气把大便排出来。究其根源，孩子经常生病会导致气虚，气虚会导致便秘，便秘又会导致生病，如此进入了恶性循环。

气从哪里来，怎么补气？给大家一个思路就是补中益气，补中焦脾胃之气，则益肺气。我在这里梳理一下脾和肺的关系，帮助大家更好地理解。脾五行属土，肺五行属金，土能生金，所以脾为肺之母，肺能否有好的发展，就要看"老妈"给不给力了。

我们常说脾胃为后天之本，气血生化之源，除了先天因素以外，后天发展的动力全都靠脾胃来供给。所以，脾胃是根本，不单是为了能吃能喝，更是为了养足这口"气"。

如果脾气虚，肺气一定不足，所以养气首先养脾胃。补中益气的思路就是这么来的，中气足就有底气了，什么都不用怕。

补中益气的手法有：

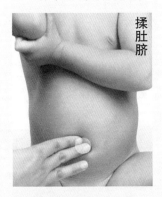
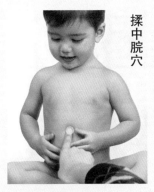
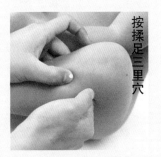

揉肚脐 2~3 分钟。 揉中脘穴 2~3 分钟。 按揉足三里穴 2~3 分钟。

对于气虚严重的孩子，除了以上推拿手法，每周还可以配合 1~2 次的艾灸，每次艾灸的时间不少于 15 分钟。

最后，我还要特别提醒各位妈妈的是，一定要放下焦虑的心情。没有这方面困扰的妈妈可能不理解，但我通过学员的反馈知道，很多孩子正在受到便秘的严重困扰，甚至会便血。妈妈对此是非常焦虑的。

我在北京开课后，很多妈妈加入到北京的小儿推拿群，当时孩子的好多问题都跟便秘有关。那段时间，新加入群的妈妈聊得最多的一个话题就是"今天孩子大便了没"。曾经有位妈妈说她都快要疯了，她家孩子最长的便秘时间有半个月之久，她和丈夫每天交流的话题就是："孩子今天大便了吗？"这句话都成为他们彼此之间的问候语了。我告诉她，越是紧张，越是会把这种焦虑的心情传染给孩子，孩子便秘会越发严重。我让她每天坚持给孩子推拿，同时不要和丈夫再交流任何关于孩子便秘的话题。她担心自己做不到，我鼓励她至少先坚持一个月，再看效果。结果仅仅一个星期，这位妈妈就兴奋地告诉我，孩子便秘的情况逐步改善了。

很多时候，孩子生病的原因可能来自妈妈，妈妈焦虑，孩子的病情就会反复。因此，妈妈首先要放下焦虑，孩子有点小问题很正常，不要太过担心。

针对便秘的食疗方法

便秘是指大肠传导功能失常导致的以大便排出困难，排便时间或排便间隔时间延长为临床特征的一种病症。便秘并不完全是进食热性食物而导致的大便干燥，脾胃受寒、气虚、食积等均可引起便秘。程钟龄的《医学心悟·大便不通》将便秘分为实闭、虚闭、热闭、冷闭四种类型。但无论哪一种类型的便秘，对于孩子来说，都不能盲目用药泻下，而应该缓下。

食疗中多用富含油脂和粗纤维的食材，润肠通便。进食足量绿叶蔬菜和粗粮，以保证粗纤维素的摄入；足量饮水，也可帮助肠道蠕动恢复正常。

 便秘发作期

食疗方：三仁汤

食材：

麻子仁 10 克、瓜蒌仁 10 克、柏子仁 6 克、白萝卜 50 克、盐 2 克。

制作方法：

（1）白萝卜洗净切块，麻子仁、瓜蒌仁、柏子仁浸泡 1 小时待用。

（2）将步骤（1）中的食材放入小锅中，加清水没过食材，大火烧开转小火
　　　煮 30 分钟，加盐调味起锅。

 食疗小贴士

孩子便秘时，一定不能用泻下之物通便。泻下之物性多寒凉，
久用会损伤孩子的阳气，使肠道蠕动更为缓慢，形成恶性循环。
应该用富含油脂的食物，如麻子仁等润肠通便。白萝卜通腑气，
具有顺气通便的效果，便秘发作期可以经常食用。

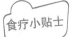 **便秘康复期**

食疗方：蔬菜玉米汤

食材：

当季绿叶蔬菜 100 克、玉米 1 根、姬菇 20 克、盐 2 克。

制作方法：

（1）食材洗净，玉米取粒备用。

（2）将步骤（1）中的食材放入锅中，加清水没过食材，大火烧开转小火煮
　　　15 分钟，加盐调味即可。

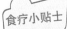 食疗小贴士

便秘问题解决后，最重要的是维持肠道正常蠕动的功能。此时，
汤汤水水可以补充肠道津液，粗粮和绿叶蔬菜可以补充纤维
素。加入姬菇提鲜，食疗也可以很美味。

11.

用双手帮孩子缓解肠系膜淋巴结肿大

孩子肠系膜淋巴结肿大，又称小儿肠系膜淋巴结炎。是近年来临床常见病及多发病，尤以 2~6 岁的孩子多见。肠系膜淋巴结肿大最主要的特点是脐周及小腹痛，疼痛时间约为 2~5 分钟，孩子活动后、晨起、饭后或饮食失节时特别容易发生。这种疼痛与其他的肚子痛不一样，是一种锐痛，很难忍受。

孩子反复发热或痰热较重时就特别容易发作，尤其是那些饮食上喜爱吃生冷、肥甘、鱼腥、油腻等食物的孩子。

淋巴结是免疫系统的组成部分，一旦周围有感染，炎症会激活淋巴结去工作，淋巴结就会增大。那为什么会痛呢？是因为淋巴结有自己的包膜，淋巴结大了，包膜就会变紧，神经末梢受到刺激就会引起痛感。

现在上呼吸道反复感染的孩子比较多，反复使用消炎药、激素类药物增加了对孩子胃肠道的刺激，导致肠道菌群紊乱，降低了自身免疫力，淋巴免疫的激惹使淋巴细胞异常增生，促使肠系膜淋巴结增生。当孩子感冒时，我们通常能在他的耳朵、头颈等部位摸到肿大的淋巴结，这是淋巴系统受到刺激而作战的信号。从中医的角度来说，肺与大肠相表里，当呼吸道反复生病时，腹部的淋巴细胞也会接收到信号，参与作战。这个表现就是肠系膜淋巴结肿大。

多数情况下，小儿肠系膜淋巴结炎，主要是由呼吸道反复感染，多次使用抗生素破坏了肠免疫功能所致。

那是我邻居家的一个孩子，刚刚 3 周岁。有段时间发烧，打针后烧退了，但孩子开始变得不爱吃饭了。妈妈见他什么都不吃有些心疼，就出去买了烤肠给孩子吃。到了晚上，孩子开始肚子疼，就像胃痉挛一样，一会疼一会不疼，折腾了一晚上，到天亮才睡。白天孩子还是嚷嚷肚子疼，家人带他去医院做了 B 超，发现是肠系膜淋巴结炎，于是向我求助。

我推荐的推拿方法是这样的：

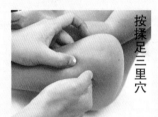

按揉足三里穴

按揉足三里穴 3~5 分钟。 足三里穴是临床中最常用的一个穴位。一般孩子肚子痛时，腹部多拒按，所以建议从远端取穴，足三里穴是其中最好用的一个穴。

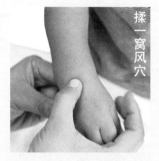

揉一窝风穴

揉一窝风穴 1~2 分钟。 用中指或大拇指端重揉位于手背腕横纹的正中凹陷处，一窝风穴是止腹痛的要穴。

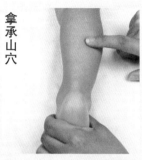

拿承山穴

拿承山穴 50 次。 用大拇指指腹拿捏小腿后面正中的承山穴。当稍微施力跷起脚尖时，小腿后侧肌肉浮起的尾端就是承山穴。

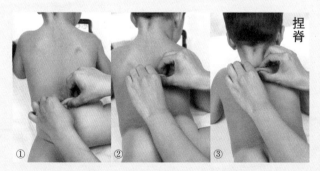

捏脊

① ② ③

捏脊 5~10 遍。

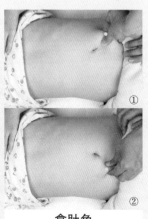

拿肚角

①
②

拿肚角穴 5~10 次。 当孩子有腹部疾病时，肚角穴会变得特别敏感，一般孩子都不太会让碰这个部位。因此在推拿手法中，常常把这个穴位放在最后。用大拇指和食、中指相对用力拿捏位于脐下 2 寸、旁开 2 寸的大筋处。

如果孩子胃口好，喜食肉，嘴唇红，表示肺胃有实热，还可以用以下手法：

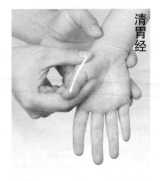 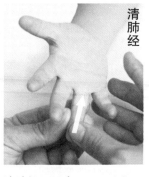 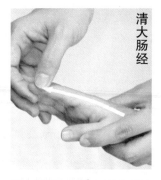

清胃经300次。从大拇指外
侧面指根推向指尖。

清肺经300次。沿无名指从
指尖向指根方向直推。

清大肠经300次。用食指从
虎口直推向食指尖。

还可以加一些健脾和胃的手法：

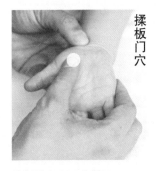 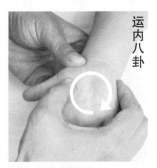 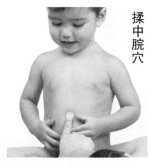

揉板门穴1~2分钟。

运内八卦300次。

揉中脘穴2~3分钟。

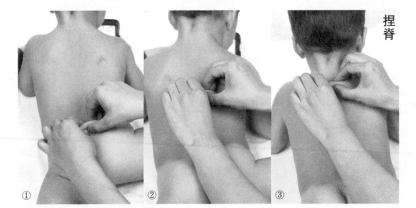

捏脊10~20遍。

如果此时还有发热症状，可以用我前面介绍过的退热手法：

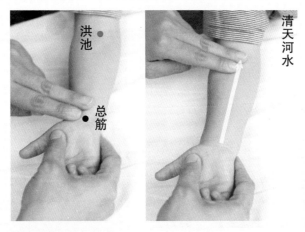

清天河水 300~500 次。

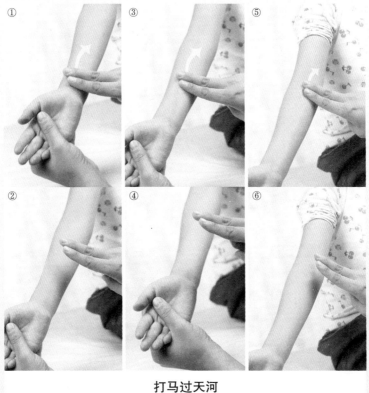

打马过天河

打马过天河 20 遍。

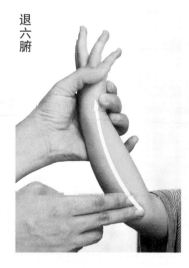

退六腑

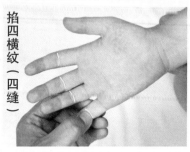

掐四横纹（四缝）

如果孩子体温超过39.5℃，要加**退六腑300~500次**。用大拇指或食指、中指推前臂靠小拇指那一侧的直线，自肘推向腕。

便秘严重者还要加上**通便四大手法**（顺时针摩腹、揉龟尾穴、揉天枢穴、推下七节骨）。

如胃舌苔厚腻，不思饮食，可以**掐四缝10遍**。

如果孩子没有便秘，反而有拉肚子的现象，那上面这些治疗便秘及清热的手法要慎用，可以艾灸肚脐10~20分钟。

我一个朋友的女儿，3岁左右时得过肠系膜淋巴结肿大。当时的症状是，孩子夜里高烧，伴随急性腹痛。家人以为是急性阑尾炎，半夜冲进医院挂了急诊，做B超后发现并非阑尾炎，就做一般的腹痛处理——打点滴。打完点滴，安静没几天，半夜又突发状况。这样折腾了三次才发现是肠系膜淋巴结肿大。

朋友一家被折腾得筋疲力尽，当她把孩子的情况告诉我后，我用上面介绍的手法指导她。两周后，孩子就恢复了。直到现在，孩子已经6岁了，肠系膜淋巴结肿大的情况再也没有复发过。

针对肠系膜淋巴结肿大的食疗方法

肠系膜淋巴结炎，在中医的范畴中属于"腹痛"，以反复发作的腹痛为主要表现。《诸病源候论》中说："久腹痛者，脏腑虚而有寒。"也就是说，长时间的腹痛，要责之于脏腑虚弱，感受寒邪。这里的脏腑虚弱，多指脾虚。患有肠系膜淋巴结炎的孩子，平时应以保暖、健脾为主，并巧用食疗做助力。

肠系膜淋巴结炎发作期

食疗方：理气散结汤

食材：

生牡蛎 10 克、海藻 10 克、浙贝母 10 克、砂仁 3 克、炙甘草 2 克、盐 1 克。

制作方法：

（1）食材（除砂仁和盐之外）洗净，浸泡 1 小时后放入小锅中。

（2）锅中加入清水没过食材，大火烧开转小火煮 30 分钟，放入砂仁煮 5 分钟，加盐调味。

 肠系膜淋巴结炎发作时，应该注意理气止痛，软坚散结。中医认为，咸味软坚，海底的牡蛎、海藻都具有此特性，加上散结的浙贝母，理气止痛的砂仁，和中缓急的炙甘草，在肠系膜淋巴结炎发作期食用可减少孩子的痛苦。

 肠系膜淋巴结炎康复期

食疗方：健脾粥

食材：

茯苓粉 5 克、莲肉 6 克、炒薏仁 20 克、新会陈皮 3 克、炒麦芽 10 克、芡实 6 克、小黄米 15 克、大黄米 15 克。

制作方法：

（1）陈皮洗净放入无纺布袋中。

（2）所有食材（包括装有陈皮的无纺布袋）放入小锅中，倒入清水没过食材，大火烧开转小火煮至软烂成粥。

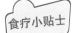 肠系膜淋巴结炎内因主要责之于脾虚，在康复期应该以健脾为主，选用各类健脾食材煮粥，使脾胃健运，防止病情反复。

　　西医大多使用激素类药物治疗湿疹，虽然症状有时可以得到缓解和控制，但非常容易复发。而且反复使用激素类药物，对身体也有很多的不良反应。那么针对湿疹，有没有绿色安全、没有不良反应，又可以从根本上治愈的方法呢？

　　我们先从中医的角度看看过敏性疾病是怎样的一种病吧。过敏性疾病范围很广，有鼻敏感、气管敏感、结肠敏感、皮肤敏感等。鼻子、气管、支气管、大肠、皮肤，说到底，其实都是肺金系统的病。

　　中医理论认为，肺与大肠相表里，开窍于鼻，在体为皮，其华在毛。其实，不论是肺、大肠、皮肤还是鼻子，都有排泄的功能，而且都与外界环境接触。因此，当春季万物复苏，气温变化多端时，肺就特别容易受到外界的影响，所以中医有"肺为娇脏"的说法。

　　再看看病症，鼻敏感是流鼻涕、打喷嚏，气管敏感是过敏性咳嗽，哮喘则是久咳致喘，结肠敏感是泄泻，皮肤敏感和湿疹则是出疹、红痒。

　　肺除了呼吸外，另一个作用是排泄。一旦人体感受外邪或邪气由内而生，身体都会试图将之排出，如果邪气重，排泄作用便会很亢奋，变成使人不适的各种过敏症状。因此，中医主要是用提升阳气来对抗外邪，小儿推拿就是提升阳气的，对于治疗孩子湿疹非常有效，而且不易复发。

这里给大家提供一个调理湿疹比较通用的推拿方案：

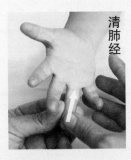

清肺经 300 次。

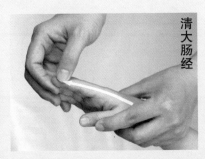

清大肠经 300 次。

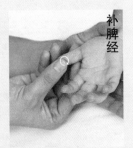

补脾经 300 次。

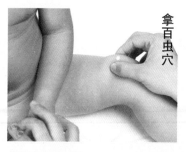

拿百虫穴

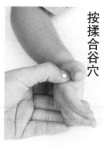

按揉合谷穴

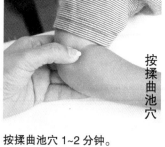

按揉曲池穴

拿百虫穴 50 次。

按揉合谷穴 1~2 分钟。　按揉曲池穴 1~2 分钟。

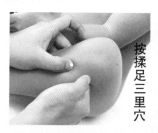

按揉足三里穴

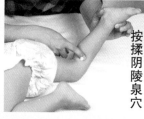

按揉阴陵泉穴

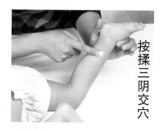

按揉三阴交穴

按揉足三里穴 1~2 分钟。

按揉阴陵泉穴 1~2 分钟。

按揉三阴交穴 1~2 分钟。

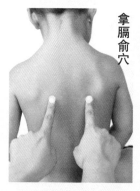

拿膈俞穴

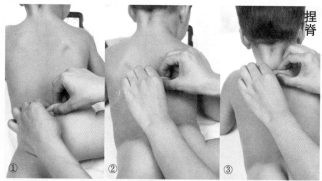

捏脊

① ② ③

大拇指、食指、中指三指
捏拿膈俞穴（两肩肩胛骨
下缘连线上、胸椎第七节）
处的肌肉 10~20 次。然后
在孩子背部膀胱经上反复
推揉 5 分钟。

每天坚持给孩子捏脊 5~10 遍，在每次提捏到大椎穴时要重点刺
激几次。

除了推拿手法以外，还需要忌口，容易引发过敏的食物尽量别让孩子吃。另外，用艾草煮水，开锅之后转小火煮 15~20 分钟，晾至微热后给孩子淋浴用，对于局部湿疹部位可以用艾草水泡澡。这个效果也很好，不过不是一次见效，需要连续洗 5~7 天。

湿疹有时也会季节性地卷土重来。湿疹归根到底与母乳、奶粉、孩子的个人体质有关。如果妈妈吃了刺激性、易致过敏的食物，再用母乳喂养孩子，孩子就特别容易出现湿疹。如果奶粉容易上火，孩子喝完也特别容易患上湿疹。这些状况，随着孩子慢慢长大，接触的食物越来越多，就会自然改善。我们注意在发作期及时处理，就会事半功倍，从根本上改善孩子的过敏体质。

小霞的孩子一岁多，一直就有湿疹的困扰，反复涂药，时好时坏，而且孩子的脾胃功能也很差，胃口不好，还容易便秘。所以上课时我建议她先调理孩子的脾胃功能，湿疹的治疗可以放后面，急则治标，缓则治本。小霞按照我给的建议调理孩子的脾胃功能，每天坚持捏脊 5 遍，按揉足三里穴 2 分钟，按揉阴陵泉穴 2 分钟，摩腹 5 分钟；一周两次艾灸足三里穴和肚脐各 15 分钟。一个月后，孩子的胃口好了，大便好了，最神奇的是，孩子的湿疹也痊愈了。

这个案例说明，调理孩子湿疹不单单可以从疾病的角度入手，还可以从体质入手，当孩子体质调理好了，吸收功能好，就不会轻易过敏了。

如何通过饮食调理湿疹

中医认为，湿疹是先天禀赋不足，或后天脾胃失调，风、热、湿蕴结于肌肤所致的疾病。除了先天过敏的孩子，大多数孩子都是因为喂养过度，过多进食肥甘厚味造成脾虚生湿，上蕴于肺。肺主皮毛，当肺经湿热蕴积之时，就会在皮肤腠理出现一系列湿热所致的瘙痒、红疹等表现。

在饮食上，应科学喂养。多素少荤，绿叶菜充足，饮食多样化，七分饱，不过度喂养，以免加重脾虚生湿。以下是推荐的食疗方：

湿疹发作期

食疗方：冬瓜皮赤豆茶

食材：

冬瓜皮 20 克、生姜 10 克、赤小豆 20 克。

制作方法：

（1）食材洗净放入锅中。

（2）倒入清水没过食材，大火烧开转小火煮 30 分钟后，取水代茶饮用。

食疗小贴士　湿疹发作期，湿热较重，食疗主要以清热利湿为主。冬瓜皮清热利水，赤小豆解毒化湿，生姜则起到温阳化湿的作用，也可防止清热损伤阳气。

 湿疹康复期

食疗方：五指毛桃茯苓茶

食材：

五指毛桃 15 克、茯苓 10 克、土茯苓 10 克。

制作方法：

（1）食材洗净放入锅中。

（2）倒入清水没过食材，大火烧开转小火煮 30 分钟后，取水代茶饮用。

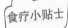 湿疹康复期，食疗主要以健脾化湿为主，防止脾虚生湿。五指毛桃、茯苓和上茯苓均为健脾化湿之品，并且口味清淡，适合湿疹康复期制茶饮用。

02.

孩子患了荨麻疹，祛风活血疹自消

雨欣从小到大得过几次病，不过很多问题都只出现过一次，比如荨麻疹。那时她快 2 岁了。那段时间因为断奶的关系，雨欣进入了自身免疫功能建立的关键时期，那次刚好又淋了雨，有些轻微的咳嗽。记得那个周末我上完课回到家，她爸爸告诉我："你看孩子被蚊子咬得多可怜啊！"我这才注意到孩子的两个手臂上起了很多红色的疹子，像钱币一样大小。

我开始给孩子检查全身，发现她的前胸、后背和腿上也起了很多这样的疹子，有的地方密密麻麻，有的地方稀稀疏疏。之前的疹子很快会消失，不过在其他地方马上又会冒出来新的疹子，出疹的地方没有规律，这症状很像荨麻疹。

荨麻疹，俗称"风疹块""风疙瘩""风包"等，基本特征为全身起红色或苍白色风团，发生消退都较快，消退后无任何痕迹，起疹时伴有瘙痒。它既可能是一个独立的疾病，又可能为许多疾病的症状。根据病程，荨麻疹一般分为急性和慢性两类。

急性荨麻疹起病急，剧痒，随后出现大小不等、形态各异的红色风团。慢性荨麻疹的风团时多时少，此起彼伏，反复发生，病程持续 4 周以上。

雨欣就是这种急性荨麻疹的症状，后面几天伴有明显的眼睛痒等过敏反应。荨麻疹是典型的过敏性疾病，假如家庭成员有过敏史，那么孩子发病的概率会非常大。从中医辨证的角度看，"风疹块"是有"风"在体内作祟，运用祛风的办法就能收到奇效。荨麻疹发作时，疹子来得快，去得也快，走过不留痕迹，像风一样四处窜动，没有规律，这里的"风"不是指自然界的风，而是指人体内因阴阳不合、气血运行逆乱而引起的诸症。当孩子的机体处于一种敏感状态时，许多因素都可以诱发"风"。南宋医学家陈自明曾指出"治风先治血，血行风自灭"。

因此我特别加上了可以祛风、活血的穴位来推拿：

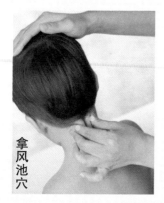
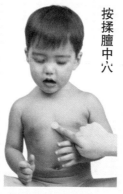
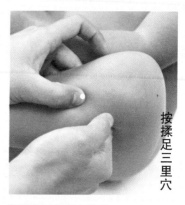

拿风池穴 1 分钟。用大拇指和食指拿位于头额后面大筋的两旁与耳垂平行处的风池穴。

按揉膻中穴 2 分钟。用大拇指指腹按揉两乳头连线中心的膻中穴。风池穴和膻中穴都是气之汇穴，能够调理经气，使体内乱窜的"风"可以条畅。

按揉足三里穴 2 分钟。足三里穴也是人体的一个大穴，能活血治风。

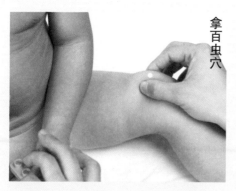
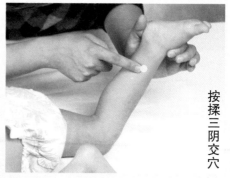

拿两侧百虫穴各 1 分钟。以大拇指指腹与食指、中指指腹相对用力，拿膝上内侧肌肉丰厚处。

按揉三阴交穴 2 分钟。用大拇指或食指指端按揉内足踝上三寸的三阴交穴，可活血调血。

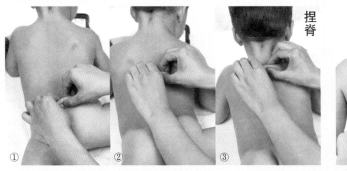

① ② ③

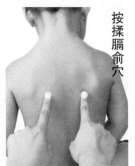

捏脊

按揉
膈
俞
穴

捏脊5遍，三捏一提5遍。

按揉膈俞穴1分钟。膈俞穴位
于肩胛骨最下角与脊椎连线的
中心，用大拇指指腹按揉。

因为雨欣还有咳嗽、流鼻涕等外感症状，我还增加了几个治疗咳嗽的手法。

我每天给雨欣全套推拿一次，把一切可能引起雨欣过敏的食物全部停掉。第一天晚上推拿后，雨欣身上的疹子就没了，睡得也不错。第二天仍然在包尿布的一些部位起了不多的疹子，继续推拿，雨欣很快就不再发新的风团了。继续观察了一段时间，她总算是恢复了正常。

预防小儿荨麻疹，要积极寻找过敏原，并远离之。少接触宠物，食物中的鱼虾蛋、奶制品和一些少见食物等都是常见的诱因，必要时可先停食。

对于急性荨麻疹，妈妈们千万不要大意。我一个好朋友的儿子麦兜，就曾因为被毒蚊子咬了而引发急性荨麻疹。吊了一周多的盐水，吃了好几种抗过敏药物，结果还是控制不住。最后在医院住了好久，所有能用的药全部都用上了，但出院以后麦兜还是时常发作。

无论是急性还是慢性荨麻疹，用上面提到的手法给孩子推拿会非常有效。我有好多学生用这套方法治疗孩子的荨麻疹，效果都非常好。

治愈荨麻疹的食疗方

荨麻疹属于中医所说的"隐疹"范畴，慢性荨麻疹的病因大多为风邪，主要病理基础是血虚或血瘀。

食疗应以祛风、养血、活血为主。养血先健脾，脾为气血生化之源，脾胃健运有助于气血化生。健脾首先是不乱吃，养护要先做到"不伤"。推荐以下食疗方：

 荨麻疹发作期

食疗方：祛风养血茶

食材：

荆芥 5 克、蝉蜕 3 克、三七叶 6 克、赤小豆 10 克、红米 20 克、炒薏仁 20 克。

制作方法：

（1）赤小豆、红米、炒薏仁洗净放入锅中，加入清水没过食材，浸泡 1 小时；大火烧开转小火煮 30 分钟，滤出水液。

（2）荆芥、蝉蜕、三七叶放入杯中，用步骤（1）中滤出的水液冲泡，加盖闷至微温饮用。

 荆芥、蝉蜕均为祛风止痒之品，赤小豆、红米养血，炒薏仁健脾，三七叶养血活血。诸食材同奏祛风、养血、活血之效。

 荨麻疹康复期

食疗方：防风茶

食材：

太子参 3 克、防风 3 克、怀山药 3 克、茯苓 3 克。

制作方法：

（1）食材洗净放入杯中。

（2）100℃沸水冲泡至微温饮用。

食疗小贴士 荨麻疹康复期以健脾益气固表为主。用防风、太子参、怀山药、茯苓制茶，扶正固表，健脾益气，防止荨麻疹反复发作。

03.

孩子长水痘，调理脾肺出痘快

随着疫苗的普及，水痘现在已经不是一种常见的小儿疾病。但不一定所有接种过水痘疫苗的孩子都能幸免。很多孩子一边发水痘，一边发高烧，所以关于水痘，我还是要写一些处理方法供大家参考。

我们先来了解一下水痘的概念和特征。水痘是一种由水痘带状疱疹病毒引起的急性传染病，多发生于冬春季节，易在幼儿园、小学等儿童聚集场所内流行。主要通过喷嚏、咳嗽飞沫，经呼吸道传播，也可因接触被病毒污染的玩具、衣服、用具等而得病。水痘以 4 岁以内儿童发病率为高，半岁以内的婴儿体内有来自母体的抗体保护，很少患病。一次患病可获得终身免疫。

西医认为，水痘的发生原因是病毒经口鼻侵入人体，在局部进行繁殖，并进入血流，产生病毒血症所致。病变主要位于皮肤及黏膜，偶尔发生在内脏。

但中医学认为，水痘是由于外感时邪病毒与湿热内蕴而发。其所以布发水泡，与脾土有关，因此病变部位主要在于脾肺两经。临床表现为发病前 2~3 周内有水痘接触史，出疹前症状轻微，有低热、流鼻涕、咳嗽、不适感等症状，皮疹常在发病当天或第二天出现，随后在全身皮肤黏膜成批出现斑丘疹，数小时内演变成水疱，有痒感，1~3 天后变干、结痂。皮疹在 3~4 天内先后分批出现，主要分布在躯干及头面部，四肢较少。而且斑丘疹、丘疹、疱疹和结痂可同时并存于同一部位。水痘一般病情较轻，个别严重者可导致肺炎、中耳炎等。

治疗水痘可以用的推拿手法：

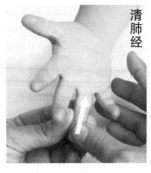

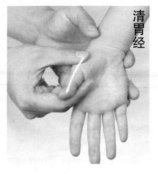

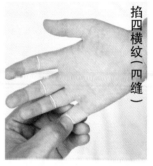

清肺经 300 次。 沿无名指从指尖向指根方向直推（注：其方向与三字经派推拿手法不同，但异曲同工）。

清胃经 300 次。 从大拇指外侧面指根推向指尖。

掐四横纹 200 次。 用大拇指指面逐个掐分别位于食指、中指、无名指、小拇指第一指关节的四横纹。

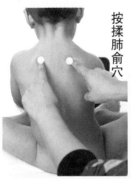

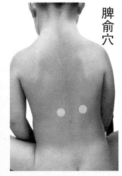

按揉肺俞穴、脾俞穴各 1 分钟。 肺俞穴位于肩胛骨上缘末端与脊柱连线的中心，脾俞穴位于脊柱两侧背部的正中心。

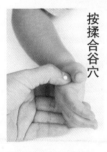

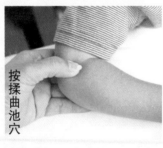

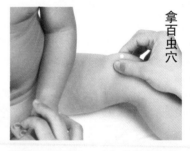

按揉合谷穴 1 分钟。 用大拇指按揉大拇指和食指指骨交接的虎口处。

按揉曲池穴 1~2 分钟。 用大拇指按揉位于肘关节中心的曲池穴。

拿百虫穴 50 次。 以大拇指指腹与食、中指指腹相对用力拿膝上内侧肌肉丰厚处。

如果伴有发热、咳嗽等症状，可以再加上下面几个手法：

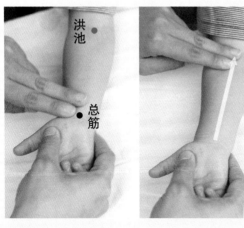

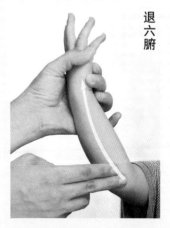

清天河水 300~500 次。用食指和中指两个手指，沿手臂内侧从手腕推向手肘。

退六腑 300 次。用大拇指或食指、中指推前臂靠小拇指那一侧的直线，自肘推向腕。

> 还可外加吮痧大椎穴 20 秒，少商穴放血 10 滴。

如果孩子心烦口渴，牙龈肿痛，精神不振，大便干结、小便短赤，舌质红、苔黄腻，可另外配合以下手法：

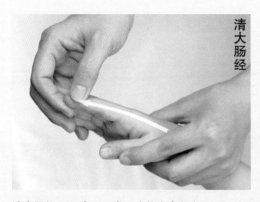

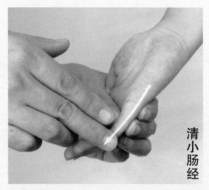

清大肠经 300 次。从虎口直推向食指尖。

清小肠经 300 次。沿小拇指侧面边缘，从指根推向指尖。

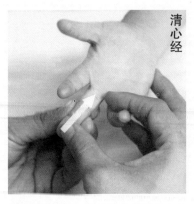

清心经

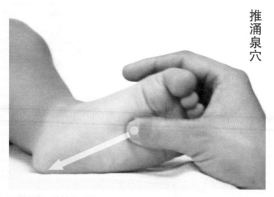

推涌泉穴

清心经300次。 从指尖向指根方向直推中指内侧（注：海派清心经与三字经派手法方向不同，但异曲同工）。

推涌泉穴300次。 用大拇指指腹推揉脚底中心的涌泉穴。

雨欣11岁这一年的冬天，身边有一个孩子感染了水痘，我没有特别重视。之后的一周里，好几个孩子都发烧，出水痘。那一周的周二晚上快睡觉时，雨欣说眼睛有点难受，可能是白天在学校用电脑写作业写多了。因此，我就开始给她推拿，先捏脊，发现她后背很烫，再摸额头，滚烫，这不是发烧了嘛！我用吮痧大椎穴和少商穴放血处理发烧的问题，当时就退了热。后来她的肚子上出了好多疹子，特别痒，我才意识到雨欣感染了水痘。退烧后两三天的主要问题就是结痂的地方特别痒，睡不好。我就特别用了几个透疹、止痒的手法，配合艾灸合谷穴、百虫穴和曲池穴，雨欣很快就恢复了。

针对水痘，有哪些好的食疗方

古代医籍《小儿药证直诀·疮疹候》中最早提出"水疱"之名，《小儿卫生总微论方·疮疹论》则正式立名"水痘"。感染水痘是因为外感时行邪毒，上犯于肺，下郁于脾，其病在肺脾两经。

食疗以清热解毒利湿为主。饮食需注意禁忌辛热之品，并且不要过度喂养，增加脾胃负担，导致脾虚湿重，痰湿内蕴。以下是可供参考的食疗方：

水痘发作期

食疗方：桔梗薄荷茶

食材：

桔梗 10 克、薄荷 5 克、牛蒡子 6 克、炙甘草 3 克、金银花 3 克。

制作方法：

（1）食材洗净后放入杯中。

（2）80℃开水冲泡饮用。

食疗小贴士　在水痘发作期，食疗一般以清热利湿解毒为主要原则。金银花、牛蒡子清热解毒；薄荷解表，清利湿热；桔梗开提肺气，使肺气得以正常宣发，肺主皮毛，肺气宣降正常则皮肤可保持健康状态；甘草调和诸药，可起到解毒功效。

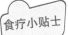 水痘康复期

食疗方：五红粥

食材：

红米 20 克、红腰豆 15 克、红衣花生 10 克、赤小豆 10 克、红扁豆 10 克。

制作方法：

（1）食材放入锅中，加入清水浸泡 2 小时。

（2）大火烧开转小火煮至软烂即可。

食疗小贴士　水痘康复期，应以健脾养血为主。选用五种健脾养血之品，扶助正气，健运后天之本，气血充盈，正气得复则不易再次发病。

04.

烧退而疹出，退烧手法让幼儿急疹发出来

幼儿急疹又称婴幼儿玫瑰疹，是婴幼儿常见的急性发热出疹性疾病，这种病常见于 6~24 个月大的婴幼儿。其特点为婴幼儿在高热 3~5 天后，体温突然下降，同时出现玫瑰红色的斑丘疹，也就是"热退疹出"。在疹子没有出来之前，往往很难确定发烧的原因。等到疹子出来后基本就能确定病因。

幼儿急疹首先需要降温，发烧时间一般会持续 3 天，而且会反复。烧完全退后，开始出疹子。可以通过疹子是在发烧的时候出的还是在烧退后才出的，或者是间隔 1~2 天才出的，来辨别孩子患的是不是幼儿急疹。如果是一边发烧一边出疹子，就有可能是其他病毒疹问题。

退烧的手法主要有：

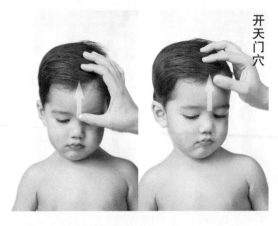

开天门穴

开天门穴 200 次。开天门穴也称推攒竹穴。天门穴是从眉心正中间至发际处，也就是额头的正中线，用大拇指自下而上交替直线推动。

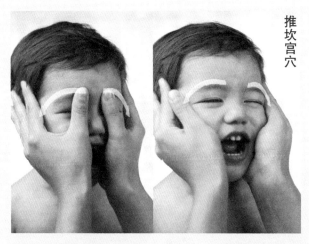

推坎宫穴

揩太阳穴

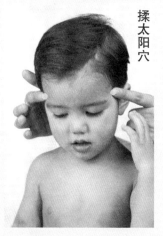

推坎宫穴 100 次。坎宫穴是眉头至眉梢延伸至太阳穴的一条直线，用大拇指分别放在眉头上，然后沿着眉毛向眉梢分推。

揩太阳穴 1 分钟。太阳穴是眉梢与外眼角间，向后约 1 寸的凹陷处。揩太阳穴可以发汗退热，如果高烧，揩的时候力道要重一点。

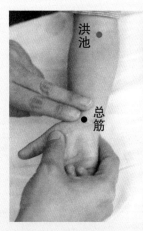

洪池

总筋

清天河水

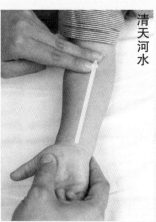

掐揉小天心穴

清天河水 300~500 次。

掐揉小天心穴 30~50 次。

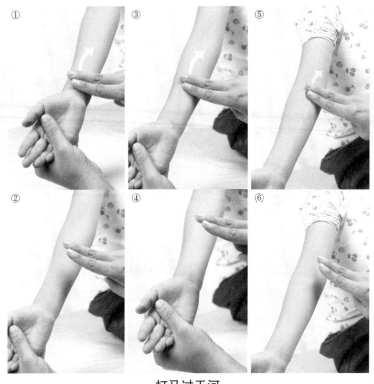

① ③ ⑤

② ④ ⑥

打马过天河

打马过天河 20~30 次。

> 这些推拿手法清心、安神、利尿、透疹，一天可以用数次。

　　烧退后，大约一两天，孩子会出疹。很多妈妈紧张地问我，如何消疹，有没有什么好的手法。其实出疹是一种排毒现象，不需要进行特别的护理和针对性的推拿，疹子几天后就会退去。

　　幼儿急疹几乎是每个孩子都会遇到的问题，一般出疹后就会获得免疫，但也有些孩子会二次复发。不管是哪种情况，妈妈们都需要牢记：出疹子是一种正常现象，不需要进行任何治疗，疹子一周左右自然会消退。

　　这里我要再强调一下，孩子自身是有免疫力的，而小儿推拿就是提升孩子免疫力最安全、最有效的方法之一。

针对幼儿急疹的食疗方

幼儿急疹，古称"奶麻""奶疹"。婴幼儿期常见，其特点为急起高热，热退疹出。幼儿急疹的食疗，多以清热透疹为主要原则，饮食仍然要遵循清淡、软烂、七分饱的原则。

幼儿急疹发病期

食疗方：清营透疹茶

食材：

荆芥 3 克、薄荷 3 克、牛蒡子 3 克、蝉蜕 3 克。

制作方法：

（1）食材洗净放入杯中。

（2）80℃开水冲泡至微温饮用。

幼儿急疹最怕难以发出，所以食疗以各类解表清热透疹的食材为主，助疹子发出。

幼儿急诊康复期

食疗方：牛蒡子芦根茶

食材：

牛蒡子 5 克、芦根 5 克。

制作方法：

（1）食材洗净放入杯中。

（2）80℃开水冲泡至微温饮用。

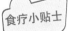

幼儿急疹出疹后，主要以清热解毒生津，补充高热后的津液为主。牛蒡子清热解毒，芦根解热生津，适合作为幼儿急疹康复期的茶饮。

05.

清热去火手法让孩子夏天少起痱子

一到夏天，就有很多妈妈问我："有没有什么推拿手法能够帮助孩子预防痱子？"确实，天气一热，很多孩子就特别容易生痱子，不但严重影响睡眠，而且反复抓挠还会导致皮肤感染。有的孩子用些痱子粉可能会好一会儿，但不能解决根本问题，很多孩子特别容易复发。

雨欣偶尔也会起痱子，但很快就会消下去。雨欣小时候天气一热，我就会给她清天河水 200~300 次。这个手法清热不伤阴，有点像金银花露。

后来，我发现用艾草煮水给孩子洗澡对缓解痱子也特别有效。水中加入一把艾草或者一段艾条，大火烧开转小火煮 15~30 分钟，凉至大约洗澡水的温度后给孩子冲洗。有些心急的妈妈会往里面加凉水，我的建议是让艾草水自然冷却，这样药效更好。连续洗 3~5 天，孩子的痱子就消退了。艾草水还能防蚊，减少蚊虫叮咬。

孩子一旦起痱子就会很痒，很不舒服，此时我会用一些推拿手法来干预：

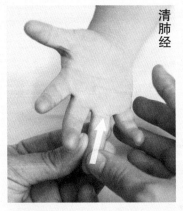
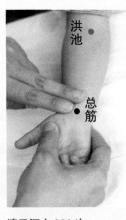
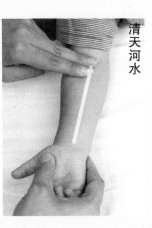

清肺经 300 次。   清天河水 300 次。

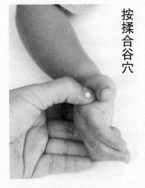
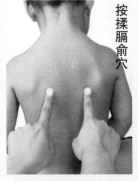
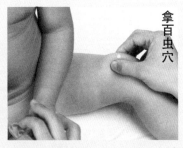

按揉合谷穴 1~2 分钟。   按揉膈俞穴 1~2 分钟。   拿百虫穴 1~2 分钟。

几天推拿下来，痱子肯定就消退了。

化湿防痱的食疗方

中医称痱子为"痱"，由高温潮湿环境引起。对于痱子的论述首见于《素问·生气通天论》："汗出见湿，乃生痤痱。"食疗应以清热解暑、化湿解毒为主。天气炎热时应避免食用重口味或刺激性食物，注意脾胃健运，以防生湿。

痱子发作期

食疗方：藿香佩兰茶

食材：

鲜藿香5克、鲜佩兰5克、金银花2克。

制作方法：

食材洗净放入杯中，70℃开水冲泡至微温饮用。

食疗小贴士　痱子发作期应以清热解暑为主要原则。藿香是著名解暑药"藿香正气散"的主要原材料，可以有效清解暑湿；佩兰与藿香相须为用，往往成对出现；金银花清热解毒。这个食疗茶方喝完之后，剩下的茶还能外擦肌肤，能起到更好的效果。

 痱子康复期

食疗方：绿豆小麦粥

食材：

绿豆30克、小麦20克。

制作方法：

（1）食材洗净放入锅中，加入清水没过食材。

（2）大火烧开转小火煮至软烂成粥即可。

食疗小贴士　痱子康复期，主要以化湿解毒为主。痱子多由汗出见湿引起，汗为心之液，麦为心之谷，以小麦煮粥，养心神、强心气，防汗出过多。绿豆则是常用的清热解暑食材。两者并用，可有效防痱。

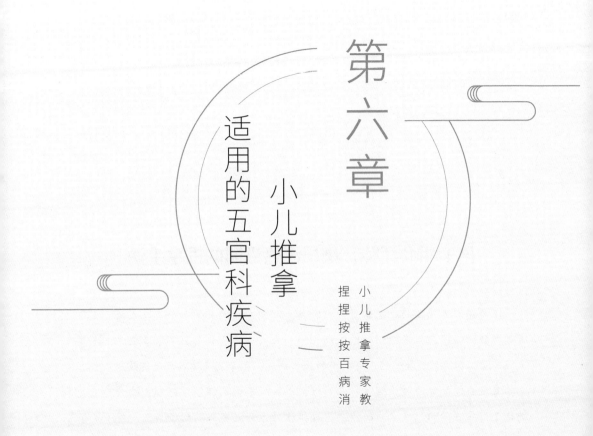

第六章

小儿推拿 适用的五官科疾病

小儿推拿专家教
捏捏按按百病消

很多家长认为小儿推拿不适用于五官科疾病。其实，智慧的古人早在几千年前就发现了五官与五脏的紧密联系。当孩子患有各种五官科疾病时，用爱心和耐心认真地帮孩子推拿，疗效甚至比用药还好。

01.

孩子咽喉红肿，快用清热滋阴的推拿手法

王爽是我几年前的一名学员，当时她是与朋友一同来学习小儿推拿的。那个时候，她的孩子三岁多，刚刚进入幼儿园。入园后孩子健康出了很多状况，尤其表现为咳喘和脾胃虚弱，经过一年半的推拿调理，孩子的身体状况大有改进。

有段时间，她的孩子咽喉有点发红，跟着嗓子突然哑了，还有点咳嗽。王爽进行了清热滋阴的推拿，同时推拿了扁桃体外方和天突穴。到了早上，孩子嗓子的症状也没有明显改善。王爽不知道是不是自己的处理手法不对，而导致孩子咽喉红肿更加严重，于是留言给我，希望我能给她一些建议。

我告诉王爽，对于咽喉红肿，除了用清热滋阴的手法外，配合天突穴、天柱骨吮痧，效果会事半功倍。

清热滋阴的手法如下：

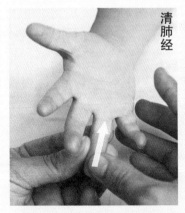
清肺经

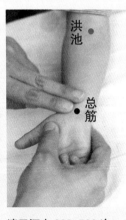
洪池

总筋

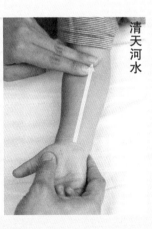
清天河水

清肺经 300~500 次。

清天河水 300~500 次。

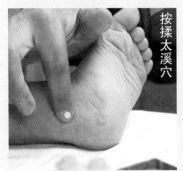
按揉太溪穴

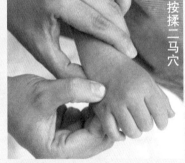
按揉二马穴

按揉太溪穴 2~3 分钟。

按揉二马穴 2~3 分钟。

注意，对于扁桃体慢性肿大、腺样体肥大的孩子，这套手法也一样好用。

　　咽喉红肿发炎时，掐少商穴或者在少商穴放血效果也很好。这个穴位不仅能治疗孩子咽喉的红肿发炎，成人咽喉不适时也可以用。

对于孩子声音嘶哑的状况，我建议除了按揉天突穴外，可以配合以下手法：

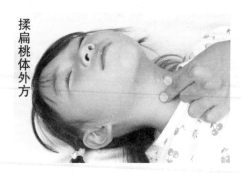

揉扁桃体外方

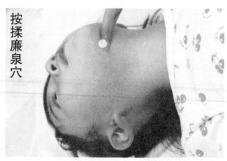

按揉廉泉穴

揉扁桃体外方 2~3 分钟。用大拇指轻轻揉喉咙两侧的扁桃体处。

按揉廉泉穴 2~3 分钟。用大拇指指腹轻揉喉结上方的廉泉穴。

一周后，我又收到王爽的留言。她告诉我，她用我教的方法给孩子滋阴清热，一两天下来，喉咙嘶哑好转了，但是晚上睡觉的时候，孩子一直都是张嘴呼吸还带有呼噜声。她等孩子睡着后，特别在扁桃体外方，用大拇指和食指沿着喉结两侧轻轻地给孩子上下推揉。刚开始感觉穴位下有颗粒感，不顺滑，但推拿 20 分钟后，颗粒感消失了。特别神奇的是，从那天晚上开始孩子闭嘴呼吸，也不再打呼噜了。经过这样大概一周的推拿，孩子完全恢复了正常。

天突穴、扁桃体外方和廉泉穴的配合对于急慢性咽喉肿痛、咽痒、呛咳的效果都非常好。我公公有一年重感冒之后特别容易喝水呛、吃饭呛，我就用了这组穴位，每个穴位推拿 5 分钟，第二天他的问题就改善了。雨欣有时感冒也会出现声嘶的现象，我也是推拿这几个穴位，通常三天左右雨欣就会痊愈。

在前面"扁桃体炎"与"腺样体肥大"两节中我们已经讲过，肺热是引起这些问题的根本原因。咽喉红肿也一样。孩子有咽喉红肿的问题，妈妈一定要注意清肺热，从饮食上控制，帮助孩子切断病源。

两款汤饮，快速缓解孩子咽喉红肿

咽喉肿痛是一种常见问题，若伴有红肿，则是热邪犯肺的表现，或是外感风热之邪熏灼肺系，或是肺胃二经郁热向上蕴蒸，或是肾阴不足，虚火上炎而致。

食疗以养阴清热为主。若由于外邪犯肺，则需要针对病因疏风清热，饮食宜清淡、多流质、七分饱，禁忌重口味、热性或刺激性食物，防止进一步加重热邪，损伤阴津。

 咽喉红肿发作期

食疗方：五汁饮

食材：

梨子 1 只、莲藕 1 节、鲜芦根 20 克、鲜麦冬 10 克、荸荠 5 颗、温水 200 毫升。

制作方法：

（1）梨子去皮切块，莲藕去节切块，鲜芦根洗净，鲜麦冬去心，荸荠去皮。

（2）将步骤（1）中所有处理好的食材放入料理机，加温水 200 毫升，打汁，过滤饮用。

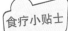 五汁饮出自清代吴鞠通的《温病条辨》。梨子清热润肺，莲藕清热凉血，鲜芦根清热生津，麦冬养阴润肺，荸荠清热润燥。五物合用取汁，适合咽喉肿痛发作期的食疗。

咽喉红肿康复期

食疗方：三味清肺汤

食材：

仔鸭 1 只、雪梨 30 克、百合 20 克、银耳 6 克、生姜 10 克、盐 3 克。

制作方法：

（1）仔鸭洗净切块焯水待用，雪梨切块待用，银耳泡发待用。

（2）所有食材（除盐外）放入砂煲，加清水没过食材，大火烧开转小火炖
　　煮 90 分钟，加盐调味。

> **食疗小贴士** 鸭子常年在水中生活，其性偏凉，《名医别录》称鸭肉为"妙
> 药""滋补上品"，常用于病后清补。将鸭子与雪梨、银耳、
> 百合等养阴清肺之品同用，适合咽喉红肿康复期食疗。

学会辨证推拿，帮孩子告别过敏性鼻炎

小鹿妈妈告诉我，她的儿子小鹿刚刚 6 岁，在不知不觉中得了过敏性鼻炎，已有半年之久。小鹿经常打喷嚏、流鼻涕，严重时还会影响睡眠。为此，小鹿妈妈问我，有没有什么好的推拿方法能够治疗孩子的过敏性鼻炎。

我接触到的很多孩子都有鼻炎或者过敏性鼻炎。下面我们从中医的角度来认识一下鼻炎。中医认为"肺为娇脏，外合皮毛"，孩子的生理特点常常是脾肺气虚，腠理疏松，很容易被风寒等外邪袭击而致病。而且发病不分时机，一年四季都会发作。常见症状为间歇性鼻塞，常常是运动出汗时鼻子很通畅，一静下来或吸入冷空气时鼻塞就会加重。尤其到了夜间，鼻涕较多，会有明显的鼻塞状况发生。而过敏性鼻炎，主要表现为鼻痒、打喷嚏，少则一次几个，多则几十个，其他症状和鼻炎很像，间歇性鼻塞，还可能出现暂时性嗅觉减退、头痛、耳鸣、流泪等症状。

很多家长见到孩子被鼻炎、哮喘困扰，就去给孩子做过敏原检测，然后做脱敏治疗。我不建议这么做，一是浪费大量的金钱，二是孩子会在治疗过程中承受不必要的痛苦。有的孩子检查出来是尘螨过敏，家长特别注意，卫生搞得很累不说，孩子的过敏性鼻炎、哮喘却并未见丝毫的好转。即便家里打扫得一尘不染，可是外面呢？难道不让孩子外出了吗？不让他上学了吗？我们无法让孩子隔离尘螨的环境。

在我看来，治疗过敏性鼻炎，增强孩子的正气是根本，尽量减少过度用药。即便是流鼻涕，也要让孩子的病邪借着鼻涕流出去，而不是压下去。中医所说的"正气存内，邪不可干；邪之所凑，其气必虚"，就是这个道理。

　　无论是慢性鼻炎还是过敏性鼻炎，推拿方法都不难，而且非常安全，有益无害。

　　按揉风池穴和风府穴时，孩子多少会觉得疼痛不舒服，此时，妈妈一定要坚持下来，正是因为经络不通，孩子才会觉得疼痛。妈妈需要下功夫帮助孩子打通经络，排除寒气。

可以用以下手法给孩子推拿：

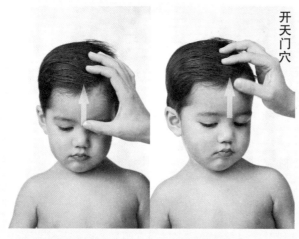

开天门穴 150 次。

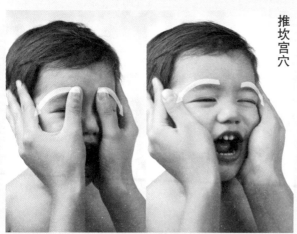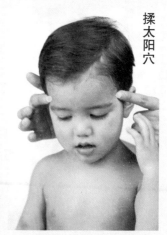

推坎宫穴 150 次。　　　　　　　　　揉太阳穴 1~2 分钟。

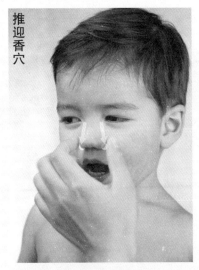

推迎香穴

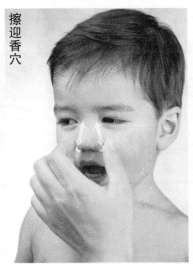

擦迎香穴

从上到下推擦鼻翼两侧迎香穴 50~100 次。一定要热透，效果才好。

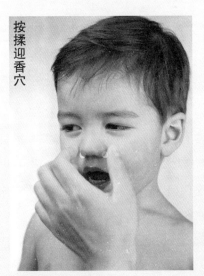

按揉迎香穴

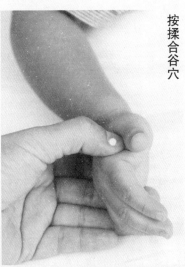

按揉合谷穴

按揉迎香穴 1~2 分钟。

按揉合谷穴 2~3 分钟。双手两侧都可
以推拿。

这套手法每天至少操作 1 次，最好是操作 2 次或者以上，
坚持 1~2 周时间。

如果孩子有严重的打喷嚏、流鼻涕的症状，还需要配合以下手法：

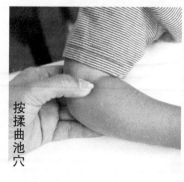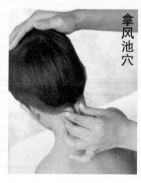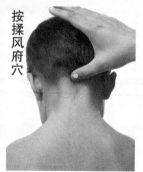

按揉曲池穴 2~3 分钟。

拿风池穴 2~3 分钟。

按揉风府穴 2 分钟。风府穴位于后发际正中向上一横指处。

对于过敏性鼻炎，推拿的时间、疗程要长一些，需要妈妈付出更多的耐心。这些手法只要坚持，一定会取得很好的效果。

如果妈妈担心自己找不准穴位，也可以用艾灸的方法。艾灸覆盖面比较广，易于操作。无论是慢性鼻炎还是过敏性鼻炎，艾灸都有非常好的治疗作用。比如艾灸百会穴，对于鼻涕特别多的症状非常有效。我用多年临床经验指导过很多患有鼻炎、鼻窦炎的学员，一般我都会推荐推拿手法配合艾灸百会穴 20 分钟以上。除了百会穴以外，有的孩子不喜欢让推拿面部穴位，我们也可以试着用艾灸，灸印堂穴、迎香穴、大椎穴，每个穴位可以灸 10~15 分钟。

另外，鼻炎容易复发的孩子，往往都有脾胃功能差的问题。日常需要特别注意脾胃的养护，否则脾虚生湿，聚湿成痰，很容易发展成鼻炎。

最后，要特别说明的是，鼻炎的症状往往与感冒类似，打喷嚏、流鼻涕、声音嘶哑，有时候还会引发咳嗽。很多妈妈容易把鼻炎与感冒弄混，用治疗感冒的药物治疗鼻炎。结果发现孩子的病情不仅没有好转，反而会反复。如果是这种情况，妈妈就要及时调整思路，别把鼻炎当感冒治。

当孩子生病时，妈妈一定要在情绪上保持放松，快些从焦虑中走出来，否则
会影响到推拿效果，也会给孩子带来很多无形的压力。

调理鼻炎的食疗方

鼻炎，中医称为鼻渊，是临床常见的鼻病之一。历代医家经过不断的经验积
累及探讨，认为鼻炎是"脏腑阳气亏虚，致卫表不固"，患者更容易感受"风寒之邪"，
多有"肺经郁热""阳明经郁热"。鼻炎的本质是正气不足，无力祛邪。

《黄帝内经》认为"肺开窍于鼻"，鼻炎病位在肺，但其病因并不只在肺经。
中医的基本特点之一是整体观，多数慢性病并不是哪一经、哪一脏的问题，而是整
体影响。鼻炎除了肺经的虚损与郁热外，还和两经特别相关：一是脾阳不足，二
是肾阳亏虚。脾属土，为肺之母，脾虚则肺之生源化绝而肺虚；肾属水，金水互生，
且肺纳气归于肾，二者互相影响。因此，治疗鼻炎先治本，重点是补肺气、健脾胃、
温肾阳。

过敏性鼻炎发作期

食疗方：辛夷花茶

食材：

辛夷花 6 克、荆芥 6 克、蝉蜕 5 克、陈皮 5 克。

制作方法：

上述食材洗净放入杯中，用 80℃开水冲泡至微温饮用。

辛夷花祛风散寒通窍，常用于鼻炎的治疗；荆芥、蝉蜕祛风
抗过敏；陈皮理气化痰，顾护脾胃，保护肺之母经。此方适
宜过敏性鼻炎发作期食疗。

过敏性鼻炎康复期

食疗方：八味肚肺汤

食材：

猪肚 1 只、猪肺 1 只、玉竹 10 克、怀山药 1/4 根、炒薏仁 10 克、茯苓 6 克、鲜藕 1 节、干姜 6 克、葱段 10 克、盐 3 克。

制作方法：

（1）猪肚、猪肺用面粉揉搓干净，彻底将黏液洗净，切成长条；鲜藕切块；怀山药去皮洗净切块。

（2）玉竹、茯苓、炒薏仁浸泡 1 小时待用。

（3）猪肚、猪肺、干姜、葱段、鲜藕、怀山药放入砂煲中，大火烧开后转小火慢煮 90 分钟。

（4）浸泡好的玉竹、茯苓、炒薏仁倒入砂煲，放盐，继续炖煮半小时。

食疗小贴士 猪肚在《本草纲目》中被称为"健脾要品"，猪肺养肺益气。此方由补益肾阳的中药方剂"金匮肾气丸"加减而来，适合在过敏性鼻炎康复期经常食用。

03.

急性结膜炎先别慌，都是肝火惹的祸

有一次在广州上课的时候，我分析了雨欣小时候得急性结膜炎的一次经历。那是一个春天的早上，雨欣一早起来就跟我说："妈妈，我的眼睛，我的眼睛怎么了？"我发现她所有的睫毛都被眼屎给糊上了。这是肝火旺导致的急性眼疾，治病思路要从清肝明目入手。当时我用推拿手法每天给她按一次，三天就痊愈了。当我分享完这个故事，下面听课的一位学员举手也要求分享。她也有过相同的经历，只是她有些着急，推拿手法当天就用了三次。最神奇的是，第二天孩子的眼屎就没有了。

急性结膜炎是春夏之交的一种常见眼病。起病急，眼睛有较多的水状或黏液状分泌物，有眼睛红肿、流泪等症状。春夏之交天气变化剧烈，如果吃了容易上火的食物，孩子就特别易发急性结膜炎，有些严重的还伴有结膜下出血的症状，就是我们常说的红眼病。

以下是一套治疗急性结膜炎的小儿推拿手法：

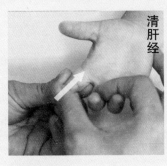

清肝经 300 次。

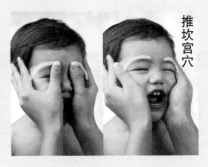

推坎宫穴 150~250 次。

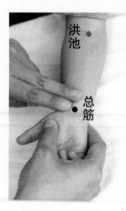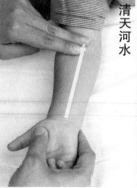

清天河水 300 次。

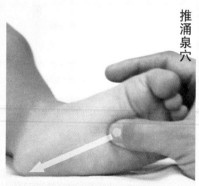

推涌泉穴 300 次。

同时注意让孩子饮食清淡，不要吃易上火、易发的食物。

肝开窍于目。眼睛的问题常常与肝有关，肝火太旺，眼屎就会增多。因此，首要就是清肝经。如果孩子伴有舌尖发红的状况，睡眠差，还可以清清心经。坎宫穴是治疗眼疾的大穴，不但可以治疗结膜炎，对于孩子假性近视、散光等视力发育问题也有非常好的治疗效果。清天河水，清热不伤阴，针对一般的内热重都有效，比如口舌生疮、胃火大、口气重、流鼻血等情况。推涌泉穴的目的在于引火归源，不单单针对肝火旺的情况，对于虚火上炎，都可以用这个手法来推拿。

很多妈妈有疑问，当孩子出现各种炎症时，不用消炎药真的能治好吗？小儿推拿能够代替消炎药吗？对此，我的回答是，炎症只是一种外在表现，归根结底是孩子的免疫力不够，无法抵抗外邪的滋扰，而小儿推拿的作用就是提高孩子的免疫力。当孩子自身的防御系统建立完备后，就不会在乎外邪的侵扰，自然而然就能对抗各种炎症了。

哪些食物适合调理急性结膜炎

急性结膜炎，中医称为红眼、火眼，肝火上炎、肝风内动，暴风客热所致。

食疗应以清肝明目为主。首先，应注意饮食调节，不过度喂养，不让孩子吃热性食物及过食荤物、重口味食物，以免蕴积生热。其次，可以尝试以下的食疗方：

急性结膜炎发作期

食疗方：清肝明目茶

食材：

黄菊花 3 克、决明子 1 克、陈皮 3 克。

制作方法：

食材洗净放入杯中，70℃开水冲泡至微温饮用。

 黄菊花性微寒，清肝泻火明目；决明子性寒，清肝火，解毒明目；陈皮微温，理气健脾，防止寒凉伤脾。此茶方适宜急性结膜炎发作期饮用。

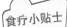 急性结膜炎康复期

食疗方：枸杞菊花糕

食材：

枸杞 5 克、白菊花 3 朵、蓝莓 20 克、大米 100 克、清水 50 毫升、白砂糖 10 克、酵母 2 克、温水 15 毫升。

制作方法：

（1）大米洗净浸泡 4 小时，沥干水分，放入料理机中，加入清水 50 毫升，打成米浆；白菊花撕下花瓣浸泡待用，枸杞子浸泡待用。

（2）取 30 克米浆放入碗中，沸水蒸 5 分钟。

（3）另取 80 克米浆慢慢倒入步骤（2）的米浆中，搅拌均匀。

（4）取一只小碗加入 15 毫升温水和 5 克白砂糖、2 克酵母拌匀；拌匀后的酵母水倒入步骤（3）的米浆中，盖上保鲜膜，放在温暖的地方发酵 1 小时。

（5）发酵好的米浆倒入步骤（1）剩余的米浆中搅拌均匀，加入剩下的糖，倒入白菊花瓣、枸杞、蓝莓拌匀；盖上保鲜膜，再次发酵 1 小时；倒入模具，沸水蒸 15 分钟即成。

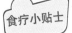 白菊花较黄菊花平和，入肝经，有清热明目的功效；枸杞、蓝莓养肝血、明目。此方适合急性结膜炎康复期食用。

04.

告别过敏性结膜炎，还孩子明亮双眸

春天是过敏性疾病的高发季节，除了湿疹、过敏性鼻炎、变态反应性荨麻疹外，向我询问小儿推拿能不能治疗过敏性结膜炎的妈妈也很多。

孩子贪玩的天性难免会使他们在生活中接触到各种各样的物质（如灰尘、泥土、动物皮毛、花粉、酒精、化纤织物等），这些物质如果与眼睛接触，就会导致过敏而引发结膜炎，称为过敏性结膜炎。如果有家族过敏史、其他过敏症，或是过敏性体质，孩子就更容易患过敏性结膜炎了。患了过敏性结膜炎，一般会出现眼皮浮肿、眼结膜充血发红、流眼泪等症状。孩子常因眼睛痒而揉眼睛，眼睛会出现透明黏稠的分泌物。

孩子各组织器官尚未发育成熟，结膜和黏膜的通透性极强，自然也就成为过敏性结膜炎的多发人群，而患过敏性结膜炎的成年人多在儿童时期有过敏史。由于其症状如流泪、有灼热感和分泌物等和其他眼表疾病相似，很容易被误诊。因此，这里要特别提醒大家，如果孩子在某个时段经常揉眼睛，或者频繁眨眼，很有可能是患上了过敏性结膜炎。

从中医的角度来说，春季万物复苏，气温变化多端，肺部特别容易受到外界的影响。一旦感受外邪，或邪气由内而生，身体都会企图将之排出。过敏性结膜炎的患病原因也是如此。

针对过敏性结膜炎，我推荐一套安全的推拿手法：

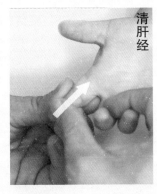

清肝经

清肝经 300 次（与三字经派小
儿推拿方向不同，但异曲同工）。

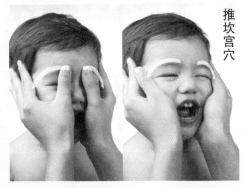

推坎宫穴

推坎宫穴 150~250 次。

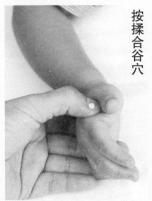

按揉合谷穴

按揉合谷穴 1~2 分钟。

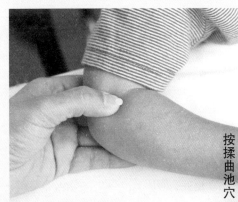

按揉曲池穴

按揉曲池穴 1~2 分钟。

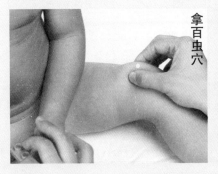

拿百虫穴

拿百虫穴 50 次。

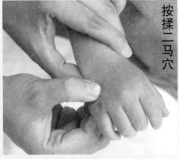

按揉二马穴

按揉二马穴 1~2 分钟。

这里要特别提醒各位妈妈，要弄清楚过敏性结膜炎与急性结膜炎的区别。过敏性结膜炎最主要的症状是眼睛痒，往往眼屎不多。如果眼屎多，有时候甚至多到睫毛全部被眼屎覆盖，那就是急性结膜炎。各位妈妈要仔细分辨，采用对症的推拿手法进行治疗。

过敏性结膜炎的饮食调理方法

过敏性结膜炎，在中医中属"目痒"范畴，其病因在风邪。风邪侵袭，外风引动内风，而致内风上犯肝窍，致目痒时作。

食疗以平肝祛风为主。应禁忌鱼虾海鲜、老鹅等易动风的发物以及孩子平时过敏的食物，并防止摄入过多的高蛋白食物。

过敏性结膜炎发作期

食疗方：荆防雪梨饮

食材：

荆芥 5 克、防风 5 克、白菊花 5 克、枸杞 5 克、雪梨 1 只。

制作方法：

（1）荆芥、防风、白菊花、枸杞洗净放入锅中，大火烧开转小火煮 15 分钟，过滤出水液凉至微温。

（2）雪梨洗净切块放入料理机中，倒入步骤（1）中的温水，打汁，过滤饮用。

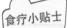

过敏性结膜炎发作期主要以平肝祛风为主。白菊花、枸杞养肝平肝，荆芥防风祛风抗过敏，雪梨清热养阴，适合过敏性结膜炎发作期饮用。

过敏性结膜炎康复期

食疗方：黑糯桑菊粥

食材：

黑枸杞 5 克、糯米 30 克、桑叶 3 克、白菊花 3 克、茯苓粉 3 克。

制作方法：

（1）桑叶、白菊花浸泡 1 小时，用无纺布袋装好待用。

（2）黑枸杞、糯米、茯苓粉放入锅中，加入清水，大火烧开转小火煮成
粥；将步骤（1）中的无纺布袋放入粥中煮 10 分钟后取出，食用糯
米粥即可。

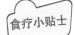 过敏性结膜炎康复期，以平肝健脾和胃为主。糯米、茯苓粉
健脾和胃，桑叶、白菊花清肝明目，平抑肝阳，黑枸杞养肝
润燥。在过敏性结膜炎康复期经常食用，可防止病情反复。

05.

常做眼部推拿操，让孩子远离近视

现在基本家家户户都有电子产品，孩子回家不是做作业，就是看电视，或者玩手机游戏。久而久之，近视的孩子越来越多。

兰兰的孩子刚刚两岁半，一天她在网上问我："有没有保护眼睛的推拿方法？"

她的孩子最近迷上了玩手机，每天只要在家，就要求玩手机，不给玩就大哭大叫，或者满地打滚。最近几天带孩子外出时，她发现孩子经常眯着眼睛看东西。刚开始她以为是光线太强烈，后来发现不是，有时候光线不强烈，孩子也是眯着眼睛看东西。这时，她才猛然醒悟，孩子玩手机时间太长，眼睛肯定受不了。

推荐一套眼部保健推拿操：

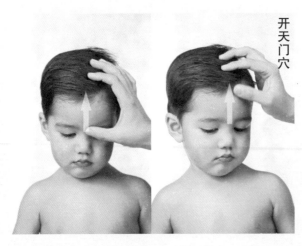

开天门穴

开天门穴 100~150 次。

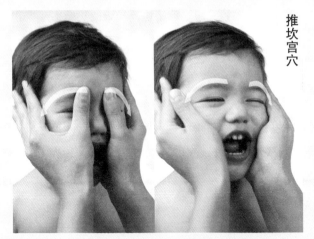

推坎宫穴

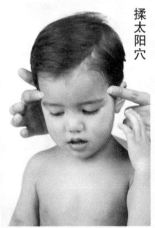

揉太阳穴

推坎宫穴 100~150 次。

揉太阳穴 1~2 分钟。

轻抚眼球 50 次。用大拇指指腹轻抚眼球，从内眼角推向外眼角，分别推眼球上部、下部和中部，手法要轻柔，速度要缓而慢，跟我们把眼泪从眼睛里挤出去的力度差不多。

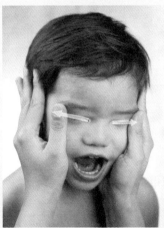

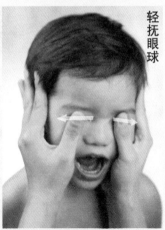

轻抚眼球

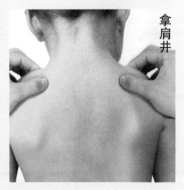

拿风池穴

拿肩井

拿风池穴 50 下。

拿肩井穴 50 下。

这套手法不仅能治疗假性近视，对弱视、眼胀、眼压高导致的头晕头痛也非常有效。妈妈可以把它当作家人日常保健的推拿操。

我告诉兰兰，除了经常推拿外，还要严格控制孩子玩手机的时间。每天最多玩一次，每次不要超过川分钟。兰兰问我如果孩子哭闹怎么办。我告诉她，在玩手机之前，就要跟孩子讲好，玩多长时间。时间到，就果断地收回手机，即使孩子哭闹，也要硬下心肠。可以把孩子抱在怀里，温柔地哄一哄，或者想方设法转移孩子的注意力。刚开始几次，孩子肯定会哭闹，但坚持一段时间就好了。

家里的其他电子产品也要少让孩子使用，如果给孩子玩，也一样要控制好时间，否则当下的心软很可能毁了孩子一辈子。

一周后，兰兰告诉我孩子看东西不眯着眼睛了。我让她继续坚持推拿，并控制孩子看电视和玩游戏的时间。当兰兰的孩子3周岁检查时，两只眼睛视力都是1.2，没有任何问题。

如果孩子已经被确诊为近视，家长也不要轻易放弃，经常给孩子推拿，以纠正他不正确的用眼习惯。虽然无法让视力恢复，但可以让近视程度不那么快加深。

保护眼睛的饮食调理方法

近视在我国古代医籍中被称为"目不能远视"，又名"能近怯远症"，至《目经大成》始称"近视"。近视多由先天禀赋不足，光华不能远及或后天用眼过度，久视伤血所致。食疗多以养肝血、补肝肾为主。日常应多食用养血明目、平补肝肾之品，而应少食刺激之物，以免燥热伤津，耗伤阴血。

近视进展期

食疗方：枸杞猪肝汤

食材：

枸杞 10 克、猪肝 150 克、白菊花 3 克、茯苓 5 克、猪瘦肉 25 克、盐 3 克、高汤 250 克、生姜 10 克、大枣 2 颗。

制作方法：

（1）枸杞、白菊花、茯苓浸泡 1 小时待用。

（2）猪肝洗净切片，放入炖盅，加入高汤和切成小粒的猪瘦肉，放入生姜、大枣，隔水炖 90 分钟；放入盐和步骤（1）中的中药材，继续隔水炖 30 分钟即可。

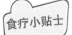 近视进展期，应在缓解视疲劳的同时，养肝血、健脾胃，以助气血生化。枸杞、猪肝养肝血，白菊花清肝明目，茯苓、大枣健脾和胃，适合近视进展期的食疗。

 近视康复期

食疗方：黑枸杞蓝莓浆

食材：

黑枸杞 5 克、蓝莓 50 克、温水 200 毫升。

制作方法：

（1）黑枸杞浸泡 1 小时待用，蓝莓洗净待用。

（2）黑枸杞和蓝莓放入料理机中，加入温水，打成果浆，过滤饮用。

近视康复期，视力逐渐恢复的同时，要注意养肝血、益肝阴，养护双眼，以巩固治疗效果。黑枸杞与蓝莓同用，养血明目，适合近视康复期食疗。

长麦粒肿别担心，帮孩子祛除热邪

有一天我收到了笑笑妈妈的邮件。我跟笑笑妈妈认识于网络，刚开始我们只是通信，每次都是笑笑身体不适时，她来求教。后来她参加了我在北京的推拿班。之后，笑笑妈妈的来信少了很多，一方面我们有时在群里面交流，另一方面她差不多已经掌握了小儿推拿的技巧，可以应对孩子大部分的问题了。

这次她在信中告诉我，笑笑最近右眼角肿起来了，说眼睛疼。由于自己没有经验，以为是被蚊虫叮咬的，并没有在意，结果错过了最佳的治疗时机。一直到第三天，笑笑肿胀的右眼角有点硬结了，她才知道是麦粒肿，就给孩子每晚涂一些红霉素软膏，但并未见好。后来她也给孩子试过喝中药，热敷，三七外敷，绑红绳，均未见效。现在麦粒肿延续一个多月了，有一个黄豆粒那么大的包，始终不下去，还有点流脓，医生说必须马上手术。笑笑妈妈在无奈之下，请我给她支招儿。她问我这种情况到底是什么原因引起的，是不是身体的哪个部分出了问题，是否可以通过推拿调理好。

西医认为，麦粒肿是眼睑腺体急性化脓性炎症。常因葡萄球菌感染所致，根据受累腺组织不同而分为外麦粒肿和内麦粒肿。外麦粒肿系睫毛毛囊及其所属皮脂腺发炎所致，内麦粒肿为睑板腺的急性化脓性炎症。

中医学认为，麦粒肿主要是外感风热，或热毒炽盛，或脾胃积热使热邪上熏于目导致的。患这种病的主要是孩子。孩子刚刚患病时，常常感到眼睛红肿、疼痛，以后逐渐发展，红肿越来越重，甚至连眼睛都睁不开。继续发展下去，患处出现脓点，然后破溃流脓。

我建议用以下手法给孩子推拿：

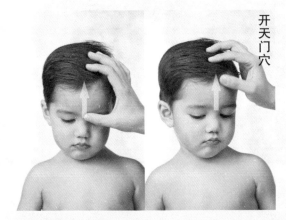

开天门穴

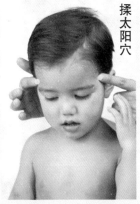

揉太阳穴

开天门穴 100~150 次。

揉太阳穴 100~150 次。

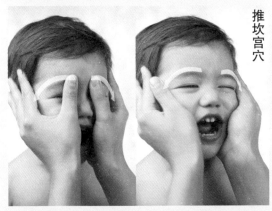

推坎宫穴

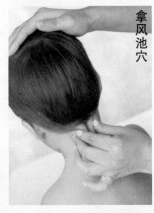

拿风池穴

推坎宫穴 100~150 次。

拿风池穴 2~3 分钟。

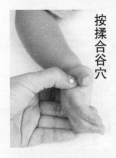

按揉合谷穴

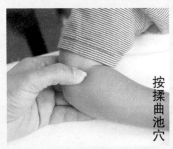

按揉曲池穴

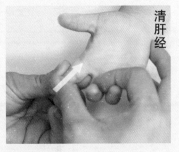

清肝经

按揉合谷穴和曲池穴 2~3 分钟。如果麦粒肿长在左眼处，
按揉右手处的合谷穴和曲池穴；如果麦粒肿长在右眼处，
则按揉左手处的合谷穴和曲池穴。

清肝经 300~500 次（与三字经派
手法方向不同，但异曲同工）。

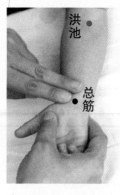

洪池

总筋

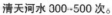

清天河水 300-500 次。

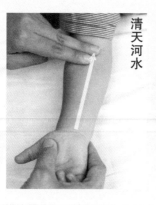

清天河水

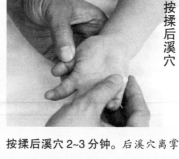

按揉后溪穴

按揉后溪穴 2~3 分钟。后溪穴离掌小横纹穴很近，是在手掌小手指外侧面，掌小横纹的延伸线上面。

还有一个方法就是在孩子同侧或者双侧耳尖放血至少 10 滴，把颜色暗红的血都排出来。

同时艾灸患处 20 分钟。另外在饮食上进行控制，尽量让孩子饮食清淡，不吃鱼、虾、牛肉、羊肉等易发的食物。

10 天后，笑笑黄豆粒大的包明显缩小了一大半。后来，笑笑妈妈继续坚持了 20 天左右，笑笑的麦粒肿终于消除了，现在基本上已经看不出来了。

当孩子眼睛红肿，喊眼睛疼时，家长一定要警惕，麦粒肿如果在最初时处理得当，就不用大费周折。

2017 年一次弟子班上课的时候，丽萍的眼睛上就起了麦粒肿（她经常会发，每次都要很久才能好，而且每次都特别痛）。那天她的麦粒肿刚刚发出来，我就直接给她双侧耳尖放血，挤出来好多深色的血。放血一天后，她眼上的麦粒肿便全部消失不见了。

调理麦粒肿的食疗方

麦粒肿中医病名为针眼，出自《证治准绳·杂病·七窍门》，多由于风热之邪侵袭，或脾胃积热引起，胞睑属五轮学说中之肉轮，内应于脾。因此，麦粒肿除了风热外邪侵袭之外，多见于脾胃积热的孩子。食疗应以清热消积为主。饮食宜甘凉清热，七分饱，以消食导滞的食物为主。

麦粒肿发作期

食疗方：清热消积饮

食材：

枇杷果 1 只、鲜山楂 20 克、桔梗 10 克、金银花 3 克、陈皮 3 克。

制作方法：

（1）桔梗、金银花、陈皮清水浸泡 1 小时，大火烧开转小火煮 15 分钟，过
　　滤出水，放至微温待用。

（2）枇杷果去皮，鲜山楂去核放入料理机中，加入步骤（1）中的温水，打
　　成果浆，过滤饮用。

 麦粒肿发作期，以清热消积为主。鲜山楂、陈皮健脾消积，枇杷、
桔梗清热，金银花解毒，适宜麦粒肿发作期食疗。

 麦粒肿康复期

食疗方：山药茯苓莲子粥

食材：

怀山药 1/4 根、全莲子（带心）15 克、茯苓粉 3 克、大米 30 克。

制作方法：

（1）怀山药去皮切段，放入锅中，加入全莲子、茯苓粉、大米，加清水没
　　过食材。

（2）大火烧开转小火，煮至软烂成粥即可。

 麦粒肿康复期，应以扶正健脾为主。脾胃健运，正气充足，
则不易出现食积或受外邪侵袭。怀山药、全莲子、茯苓粉均
为健脾和胃之品，配大米煮粥，适合麦粒肿康复期扶助正气。

07.

治疗中耳炎，艾灸患处是首选

经常有家长告诉我，孩子感冒几天后，就嚷嚷耳朵疼。这是中耳炎的症状。中耳炎也是一种常见的疾病，常常伴随感冒、鼻炎、急性咽炎、急性扁桃体炎等疾病而来。有些家长就怕孩子感冒引发中耳炎，担心感冒还没看好反而影响了孩子的听力。这的确需要我们重视。我指导过很多学员在家处理中耳炎，给我的回馈和反响都特别积极和有效，能非常快地帮孩子痊愈，复发的也不多。

中耳炎分急性和慢性两种。发病后，大一点的孩子会喊耳朵疼，还不会说话的婴幼儿则会啼哭不止、抓耳摇头，或不时从睡梦中惊醒，哭闹不安，病情严重者还会出现高热惊厥。

引发中耳炎的原因很多。中医认为，小儿为稚阳之体，易受风、湿、热邪侵袭。当孩子肝胆湿热时，风、湿、热邪循经上注，壅塞耳窍，或是久病之后，正气虚损，肝肾阴亏，虚火上炎，积热于耳导致中耳炎。

现代医学认为，小儿咽鼓管短，宽而平直，容易为细菌侵入。如进行人工喂养的孩子，可能因为喝奶太多太急，来不及吞咽而导致呛咳；或哺乳时孩子平卧或侧卧，乳汁逆流进入鼻咽部，又经咽鼓管进入中耳诱发中耳炎。但中耳炎最常见的原因还是孩子患感冒、鼻炎、急性咽炎、急性扁桃体炎等疾病时，炎症波及咽鼓管，使咽鼓管堵塞而患病。有时候孩子在患麻疹、百日咳或流感等急性传染病时，病毒也可能通过咽鼓管而并发中耳炎。

有时候，中耳炎也可能是人为导致的。有些家长喜欢给孩子挖耳朵，孩子的耳朵特别娇嫩，稍不注意就会损伤鼓膜，细菌就会经鼓膜侵入而引起中耳炎。另外，细菌还可以通过血液进入中耳，引起中耳炎。

不论是急性还是慢性中耳炎，家长都应带孩子积极治疗，不可拖延。如果孩子没有得到及时治疗，可能会导致失聪甚至危及生命。

治疗中耳炎的小儿推拿手法：

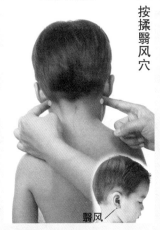

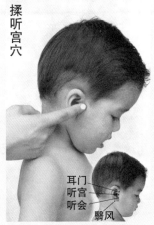

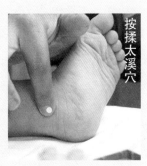

按揉翳风穴 2~3 分钟。

揉听宫穴 2~3 分钟。听宫穴位于头部侧面耳屏前部，听会穴和听宫穴离得很近，可以用大拇指上下推揉。

按揉双侧太溪穴各 1 分钟。

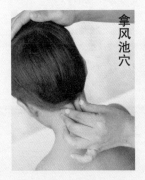

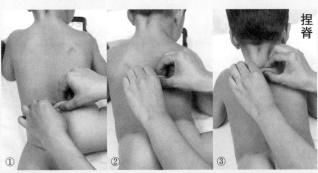

拿风池穴 1~3 分钟。

捏脊 10 遍。

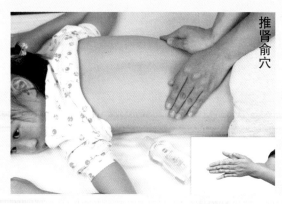

推肾俞穴

推肾俞穴 1~3 分钟。

中耳炎发作时，孩子耳朵常常很疼，不太愿意配合。我的经验是用艾灸，直接熏灸患处，使热量直达病灶，效果也特别好。

艾灸治疗一些炎症，效果是值得肯定的，甚至化脓性中耳炎，通过艾灸都能产生很好的效果。有很多人用这种方法治疗中耳炎，很快就缓解和改善了耳内闷胀、堵塞、听力减退及耳鸣等症状。

有时候中耳炎还会伴随发烧的症状，可以配合下列手法：

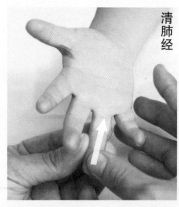

清肺经

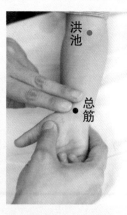

洪池

总筋

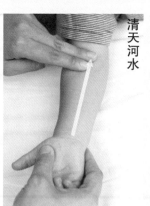

清天河水

清肺经 300 次（与三字经派推拿方向不同，但异曲同工）。

清天河水 300~500 次。

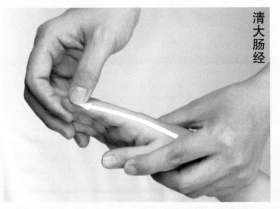

清大肠经 300 次。

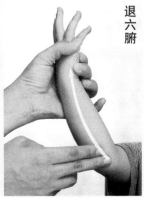

退六腑 300~500 次。

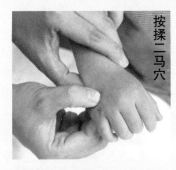

按揉二马穴 1 分钟。

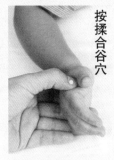

按揉合谷穴 1 分钟。

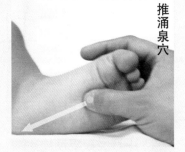

推涌泉穴 200 次。用大拇指指腹
从脚心的涌泉穴推向足跟。

治疗中耳炎的食疗方

中耳炎在中医中属风聋、耳胀、耳闭范畴。其病机多为风邪侵袭，或湿浊阻窍，或邪毒侵犯，气血瘀阻。食疗应以祛风化湿、活血通窍为主。应减少进食热性食品，不要过食荤物，以防湿热内蕴。

中耳炎发作期

食疗方：祛湿通窍茶

食材：

石菖蒲3克、茯苓3克、炒薏仁5克、芦根5克。

制作方法：

（1）上述食材洗净放入杯中。

（2）80℃开水冲泡至微温饮用。

食疗小贴士　中耳炎发作期，湿邪正盛。茯苓、炒薏仁健脾祛湿，石菖蒲化湿通窍，芦根解热，适合中耳炎发作期食疗。

 中耳炎康复期

食疗方：活血通窍茶

食材：

甘松2克、桃仁2克、石菖蒲2克、红景天2克。

制作方法：

（1）上述食材洗净放入杯中。

（2）80℃开水冲泡至微温饮用。

食疗小贴士　中耳炎康复期，应防止湿浊余邪阻窍，久之瘀阻不通。甘松化湿理气，桃仁活血化瘀，石菖蒲化湿通窍，红景天清热活血，适合中耳炎康复期食疗。

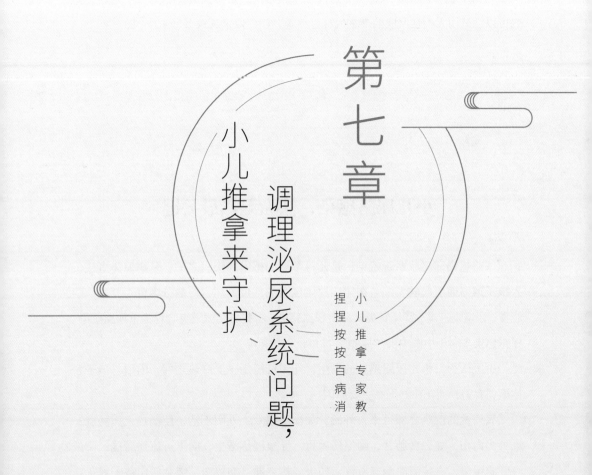

第七章

调理泌尿系统问题，

小儿推拿来守护、

小儿推拿专家教

捏捏按按百病消

当孩子患有急性尿急、尿痛，甚至尿路感染、附睾炎等泌尿系统疾病时，妈妈可以尝试用无不良反应的推拿代替打点滴，治疗效果又快又好。

01.

小儿尿路感染，祛除湿热最关键

尿路感染即泌尿系统感染，是儿科常见的感染性疾病之一，是病原体直接侵入孩子尿路而引起的炎症。按照病原体侵袭的部位不同，一般分为肾盂肾炎、膀胱炎、尿道炎三类。肾盂肾炎又称上尿路感染，膀胱炎和尿道炎合称为下尿路感染。尿路感染多属于中医中的"尿频""淋证"等范畴。

中医认为，小儿尿路感染的发生，外因可能是感受湿热之邪，内因与孩子素体虚弱有关，而往往外因是主要原因。

我们说的湿热之邪可来自外感，如坐地嬉戏，外阴不洁，使湿热上熏膀胱；也可为内伤，如恣食肥甘，则损伤脾胃，导致湿热滋生，向下可流注膀胱；又或者肝胆湿热，直接流注膀胱所致。如果湿热之邪长期留恋，则会耗伤孩子脾肾之阳气或虚热内生，最终致使小便频繁或小便淋漓不畅。

之前有个案例让我印象很深。我指导的第129期学员马慧，她的孩子发烧后出现尿痛的现象，带孩子去医院检查，结果是尿路感染"++++"，急性炎症很严重，必须立刻住院。当时马慧特别着急，打电话问我怎么办。

孩子尿路感染，比如小便的地方红，有时会出现明显的尿急、尿痛、尿频，可以用的推拿手法：

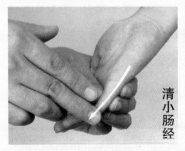

清小肠经

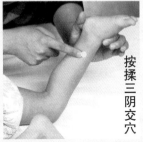

按揉三阴交穴

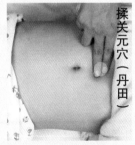

揉关元穴（丹田）

清小肠经300 次。清热利湿，促进排尿。

按揉三阴交穴，揉关元穴各 3~5 分钟。每天坚持 1~2 次。

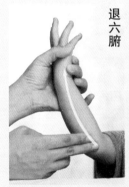

退六腑

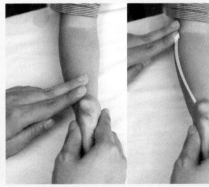

推三关

退六腑300 次，**推三关**100 次。对于下焦湿热，尿急、尿痛特别好用。

孩子尿痛、尿急和尿频明显的时候，配合艾灸三阴交穴和关元穴会更好。这两个穴位的艾灸在治疗急性尿路感染"+++"以上，无论是上尿路感染还是下尿路感染都很好用。如果问题比较严重，可以再增加两个穴位的艾灸——中极穴和太溪穴。

马慧按照我推荐的手法带孩子回家推拿和艾灸了两天，尿痛消失，就剩下尿频了。又带着孩子去检查时，医生说已经不严重了，开点药就可以。

有一次老学员聚会，第 117 期的娟红也分享了给 1 岁多的二宝治疗尿路感染的经历。当时全家人都非常紧张，去医院确诊后也开了抗生素。

在家人的压力下，娟红给孩子吃了半粒抗生素，之后配合推拿和艾灸，当天孩子尿道口的红肿就改善了，她决定后面全部用推拿手法调整。家里老人非常焦虑，生怕贻误病情，所以总是在旁边唠叨，要不要吃点药配合着。后来折中的办法是连续三天老人带着孩子的尿液去医院检查，结果是所有的炎症完全消失。当时医生的诊断是孩子必须每天输液，或者吃四次抗生素，每次一粒，坚持一周才有可能控制。但娟红二宝的经历让我们看到，小儿推拿配合艾灸治疗，儿天就可以让孩子痊愈，而且没有任何后遗症。

类似的例子还有好多，包括上尿路感染，也能在推拿配合艾灸的调理下痊愈。

泌尿系统感染的预防非常重要，家长应该认真帮助孩子做好预防和生活调护，比如：

（1）平时要培养孩子养成饮用温开水的习惯，鼓励孩子多饮水、勤排尿。

（2）重视清洁让孩子注意会阴卫生，并督促和帮助孩子经常清洗外阴，特别是女孩子。同时，要时常查看孩子尿道口的情况，如有发红、分泌物增多的情况，应该及时调理，不要拖延。

（3）要特别教会女孩子由前向后擦屁屁，以防止大肠杆菌污染、侵犯尿路，造成感染。

中医认为，水有"助阳气、通经络"的功效，孩子养成良好的饮水习惯，对身体健康是大有裨益的。所以，我们也要根据季节、活动量等因素适时调整孩子的饮水量。不能让孩子一次性大量饮水，或是饮用冰水。这样会加重胃肠负担，使胃液稀释，既降低了胃酸的杀菌作用，又会影响对食物的消化吸收。

当然，也要让孩子知道，在面对缤纷多彩的各式饮料时，自觉选择白开水才是对健康比较有益的。

预防尿路感染的食疗方

尿路感染，在中医中属"淋证"范畴，多以湿热下注为主要病因。食疗以清热利湿为主。控制饮食，刺激性食物和重口味的食物都要减少，五味过极皆能生火，重口味不仅仅指的是辛辣，酸苦甘咸只要过极，都能生热。

尿路感染发作期

食疗方：栀子白茅根茶

食材：

栀子 3 克、白茅根 15 克。

制作方法：

（1）食材洗净，放入杯中。

（2）80℃开水冲泡至微温饮用。

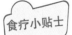中医认为，心与小肠相表里，尿路感染原因多以小肠积热为主，清心火和防止心火下移小肠，才能消除小肠热证。栀子清心火最好，配白茅根养阴清热，茶饮也可以起到神奇作用。

 尿路感染康复期

食疗方：全莲子百合茶

食材：

全莲子（带心）10 克、干百合 10 克。

制作方法：

（1）食材洗净，放入杯中。

（2）80℃开水冲泡至微温饮用。

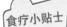尿路感染康复期，仍要以清心火为主，兼以健脾固肾。莲子心和百合清心，莲肉脾肾双补，制成茶饮可以经常饮用，防止尿路感染反复发作。

02.

小儿尿床，健脾益肾莫焦虑

孩子多大了才能不尿床？其实每个孩子的发育节奏都不相同，3岁以内的孩子有尿床行为一般都是正常的，尤其现在的孩子是带着尿布长大的一代，所以，这方面发育显然要缓慢一些。

以前的孩子尿湿了，小屁股会凉，会不舒服，会用哭闹来提示父母。经过一段时间的刺激（尿床后的冰冷刺激），加上父母的训练，不少孩子很快就可以不尿床了。

反观现在的孩子，睡着了有尿不湿，尿湿了也不难受，也不会哭闹。父母省心了，可以睡个安稳觉，可是孩子得到的刺激和训练很少，所以，大脑对于排尿反射建立得特别慢，以至于有的孩子到了四五岁还带着尿不湿。

因此，对于这个问题我们需要辩证地去看，不要看到孩子三四岁了还尿床就一味地焦虑恐慌。

中医认为，肾主二阴，也就是肾统管大小便。

雨欣2岁多要入托班的时候，白天都不能自理大小便，每次都是尿湿了、拉完了才跟我讲，无论我怎么教，她都没有主动提前如厕的意思，让我也苦恼了一阵子。后来我用艾灸灸她的肚脐和关元穴各半小时，一共2天，雨欣突然开窍了。

而遗尿的发生，除了上述情况，也常常出现在体质虚弱的孩子身上。有的是因为长期吃抗生素或者抗过敏药物，有的是因为遗传。

调整时如果能从补益肾精、温阳补气的角度入手，则能取得不错的效果。

针对尿床的推荐手法：

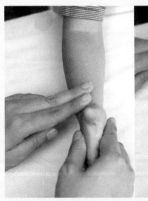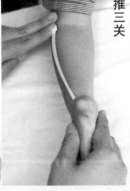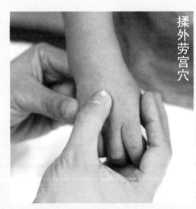

推三关 300~500 次。

揉外劳宫穴 2~3 分钟。

两个手法合用可以补气血，治疗虚损，对遗尿和肾气不足等虚寒证效果特别好。

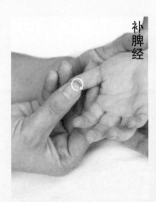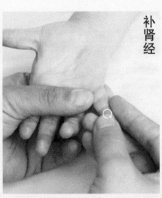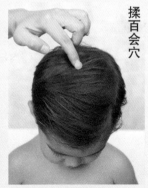

补脾经 300 次。增强后天气血生化。

补肾经 300 次。补先天肾气不足。

揉百会穴 2~3 分钟。

　　这套手法可有效缓解中气不足，除了揉还可以用艾灸来代替。

　　另外，针对有尿床遗传的孩子，还需配合艾灸关元穴、肚脐、肾俞穴和命门穴。艾灸可以提升正气、补肾益气。

对于孩子尿床，其实也需要一颗平常心，因为这也不算是什么病，大部分孩子即便没有推拿和艾灸，发育成熟后，也可以自愈。当孩子尿床时，妈妈越显得若无其事，越能安慰孩子："没事，偶尔尿床是很正常的。"或是用自己小时候也尿床的事情与孩子说笑，孩子越放松，越容易控制好自己不尿床。相反，妈妈越是批评、指责孩子，警告孩子下次不要尿床，孩子越容易反复尿床。另外注意晚上临睡前，尽量不要给孩子喝太多水。

治疗遗尿的食疗方

中医认为，小儿遗尿与肾气不固、肺脾气虚、水液失约有关。食疗多以益肺、健脾、固肾为主。养成良好的饮水习惯，小口慢饮，不要一喝一大杯，否则会对脾胃和肾脏造成负担；饮食不要过咸，以防给肾脏造成压力；饮食过饱或者吃难以消化的食物，也会造成脾虚而不能充养肾气。

 遗尿发作期

食疗方：芡实莲肉五味粥

食材：

芡实 20 克、莲肉 20 克、五味子 5 克、炒米 20 克。

制作方法：

食材洗净放入锅中，倒入清水没过食材，大火烧开转小火煮至软烂成粥。

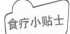 芡实、莲肉都是脾肾双补并具有收涩作用的食材，对遗尿有很好的治疗作用；五味子味酸，主收敛，对夜间尿频、尿多有着收涩效果；炒米健脾，防止脾虚不能充养肾气。

遗尿康复期

食疗方：山药菟丝粥

食材：

怀山药 1/4 根、菟丝子 6 克、炒米 20 克。

制作方法：

食材洗净放入锅中，倒入清水没过食材，大火烧开转小火煮至软烂成粥。

食疗小贴士　怀山药平补与遗尿有关的肺脾肾三脏，炒米健脾增香，使食疗粥更美味。

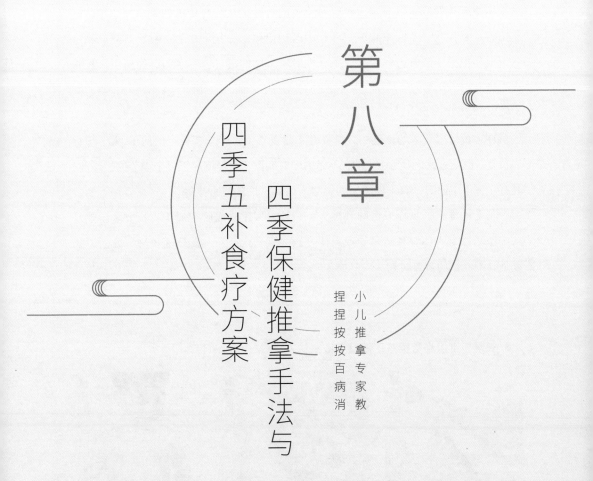

第八章

四季保健推拿手法与四季五补食疗方案

小儿推拿专家教
捏捏按按百病消

四季五补的概念，来源于中医对季节的特殊定义。在传统的季节概念中，一年由春、夏、秋、冬四季组成，而在中医理论中，一年则由春、夏、长夏、秋、冬组成。根据中医五行学说，五季分别对应人体的五脏，春季为肝经所主，夏季为心经所主，秋季为肺经所主，冬季为肾经所主，而一个特殊的季节——长夏，则为脾经所主。

在《黄帝内经》的论述中，长夏并不是夏季，每个季节换季的前18天，统称为长夏。也就是说，脾经所主的，不是一个时间段，而是贯穿于每个季节的换季前，故有"脾不主四时，脾王四季"的说法。因此，长夏宜通补。

长夏的推拿重点应以健脾利湿为主，长夏属土，而脾也属土，长夏多湿热，从中医角度来讲，湿和热是导致人体发病的六邪之一，"湿气通于脾"，所以长夏是脾脏养护的重要时期。

长夏期可以经常给孩子做以下推拿：

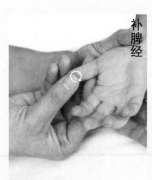
补脾经

补脾经300次。

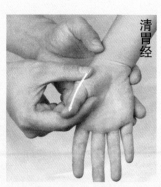
清胃经

清胃经300次。

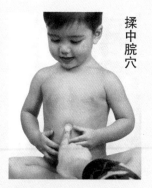
揉中脘穴

揉中脘穴300次。

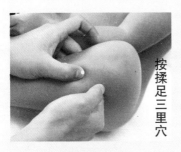

按揉足三里穴 2~3 分钟。

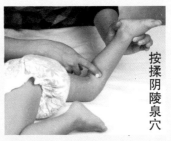

按揉阴陵泉穴 2~3 分钟。

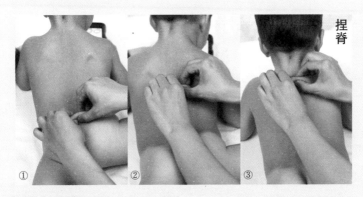

捏脊 5~10 遍。

　　不管在哪个季节，换季前对于脾经的顾护都非常重要。对于健康的孩子来说，一年四季，一日三餐，吃得对比吃得好更重要。吃对食物，不仅可以使孩子充分吸收食物的营养，并且能保护身体的正气，抗病御邪。对于妈妈来说，学习"防病"之法，比学习"治病"之法更重要。

　　中国把一年分为二十四节气，下面我们就从二十四节气入手，分别论述四季五补的基本原则。

春季保肝推拿手法

为了预防春季多发病，妈妈可以多给孩子做一些春季的保健推拿。春属木，而肝也属木，春季万物生发，肝气上扬，孩子这个时候特别容易因肝火旺而出现各种疾病，因此春季的重点是养肝。

可以经常给孩子做以下推拿：

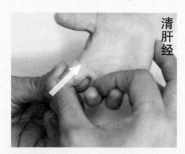

清肝经

清肝经 300 次。

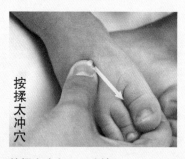

按揉太冲穴

按揉太冲穴 2~3 分钟。

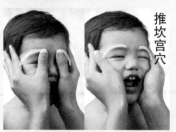

推坎宫穴

推坎宫穴 300 次。

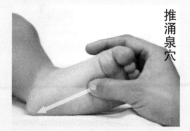

推涌泉穴

推涌泉穴 300 次。

春季特别容易感冒的孩子可加擦脊背工字型 5~10 分钟。

春季减酸增辛，生发阳气

　　春季大地回暖，阳气初生。为了顺应阳气的生发，春季应该适量食用辛甘发散的食物，而不应该吃酸味食物。因为在中医理论中，辛、甘、酸三种味道和阴阳的关系非常密切，辛甘化阳，酸甘化阴。也就是说，辛味的食物和甘味的食物，有助于阳气的生发，而酸甜味的食物，则有助于生津养阴。这里说的辛，可不是辛辣刺激的食物，而是葱、蒜、韭菜、香菜、茼蒿等远远就能闻到味道的食物，具有辛散走窜的特性，或者是豆蔻、砂仁、姜、茴香等调味的辛香料；甘，也不是奶油、蛋糕和糖，而是天然具有甘甜味的谷米、果菜。春季宜升补。

　　那为什么不能多吃酸味的食物呢？《素问·藏气法时论》中说："肝主春……肝苦急，急食甘以缓之……肝欲散，急食辛以散之，用辛补之，酸泻之。"酸味入肝，具收敛之性，不利于阳气的生发和肝气的疏泄，且足以影响脾胃的运化功能，所以《摄生消息论》中说："当春之时，食味宜减酸增甘，以养脾气。"春时木旺，与肝相应，补肝太过则克脾土，所以《金匮要略》中有"春不食肝"之说。并且，当春之时，为了保护阳气的顺利生发，也应该避免生冷和黏滞的食品。

　　春季的六个节气分别为立春、雨水、惊蛰、春分、清明、谷雨。下面我们就一一来分享食养要点。

立春

　　立春，自古就是一个充满希望的节气，立，始建也。这是二十四节气中的第一个节气，也被称为"岁首"。立春之后，天气往往冷暖不定，对于孩子们而言，立春也是各种外感疾病的高发期。饮食上，要适当"增辛"，增加食用大蒜、生姜、小葱等辛温食物的次数，对预防外感寒邪所致的疾病有非常大的益处。另外，辛入肺经，开提肺气，对于呼吸道疾病的预防也非常有益。

与此同时，减少食盐摄入量也很关键，因为咸味入肾，吃盐过量易伤肾气，不利于保养阳气。在五脏与五味的关系中，酸味入肝，具收敛之性，不利于阳气的生发和肝气的疏泄。饮食调养要投脏腑所好，减酸增辛。立春禁忌生冷，吃水果的时候，应该温热食用，以防损伤脾阳。

 燕麦水果盅

食材：

帝王蕉 3 只、炙甘草 3 克、冰糖 10 克、牛奶 150 克、燕麦片 15 克。

制作方法：

（1）炙甘草洗净浸泡 1 小时，帝王蕉去皮切段。

（2）牛奶、燕麦片、冰糖放入炖盅，隔水炖 40 分钟后，加入炙甘草、帝王蕉，炖 8 分钟即可。

 立春乍暖还寒，水果仍宜温热食用。香蕉味甘入脾经，立春前成熟，为当令水果；甘草在中医中称为"国老"，和中缓急，解百毒；加燕麦，取谷气养脾土，符合立春增甘养脾气的需要。

雨水

雨水节气，降雨增多，湿气加重，湿邪易困扰脾胃。饮食稍有不慎就容易损伤脾胃，导致不思饮食、呕吐、腹泻等疾病。所以，雨水时节要注意对脾胃的养护，健脾利湿。而且"倒春寒"容易使人内脏郁热，不宜吃燥热食物"火上浇油"。如果这个时候，孩子经常吃一些燥热的重口味食物，会非常容易上火，或者肺热咳嗽等。郁热使人"贪凉"，但此时千万不能给孩子多吃性凉的食物，以免湿寒伤及脏腑，引起胃寒、胃凉、腹泻之类的失衡症状。

饮食应以平性为宜，既不过食热性食物，也不过食凉性食物。五谷主生发，春季亦主生发，此时应多食种子类食物，如红豆、薏米、小米等。并且要吃陈粮，陈粮在生发之力上偏弱，不会生发太过而上火。

 春韭地皮菜

食材：

韭菜 50 克、地皮菜 100 克、盐 3 克、蒜 2 粒、纯净水 30 毫升。

制作方法：

（1）地皮菜用淘米水仔细清洗干净，蒜切末待用。

（2）热油爆香蒜末，放入韭菜炒香，放入地皮菜翻炒均匀，稍加纯净水焖5 分钟，加盐调味即成。

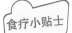 韭菜以温阳能力著称，在民间被称为"起阳草"，春夏养阳，最宜食韭菜。加之气味辛香，升散能力较强，非常符合春季养生的饮食原则。地皮菜是蓝藻的一种，蓝藻是最古老、最简单的植物类群，其特点是在干旱时节难觅踪影，而于雨后出现，雨水节气，一年之中最早的地皮菜就会出现。地皮菜性寒凉，清内热，配韭菜食用，可温阳而不生内热。

惊蛰

民间很多地方将惊蛰称为"二月节"。其实西汉时是把惊蛰放在正月，而把清明放在二月；到了东汉，刘歆的《三统历》将惊蛰改为二月节。在二十四节气中，惊蛰是一个比较重要的节气。

从节气对人体的影响来看，惊蛰属仲春，风邪最为猖獗，春雷动，蛰虫开始活跃，各种病菌也开始活跃起来，风邪挟带各种病菌到处流窜。因此这个时节是流行病，也就是瘟病的高发期。《素问·刺法论》指出："正气存内，邪不可干。"意思是说，在人体正气强盛的情况下，邪气不容易侵入机体，也就不会引发疾病，所以增强体质，提高人体的抗病能力十分重要。

惊蛰时节可以适当进补，选用一些营养丰富的食物，比如鸡汤、鱼虾、牛肉、山药、大枣、菌菇等，以提高孩子的免疫能力。进补时要注意以下两点：一是顾护脾胃，五味之中，甘淡入脾，健脾益胃，因此食物可以营养丰富，但不能口味过重，尽量清淡平和；二是育阴潜阳，不能过度给孩子吃油炸、热性食物。

 芋艿紫薯糕

食材：

芋头 105 克、紫薯 105 克、淡奶油 36 克、椰浆 130 克、椰浆粉 10 克、琼脂 3 克、白砂糖 25 克。

制作方法：

（1）芋头和紫薯蒸熟，去皮待用。

（2）琼脂放入纯净水中泡软，沥干水分待用。

（3）椰浆倒入锅内加热，放入步骤（2）中浸泡好的琼脂，煮至琼脂完全融化。

（4）将步骤（3）中的椰浆倒入料理机，加入步骤（1）中的芋头和紫薯，加入白砂糖、椰浆粉、淡奶油，搅打均匀；倒入 7 寸方形活底模具焙烤，脱模切块。

食疗小贴士

惊蛰节气宜吃芋头。芋头象征"毛虫"，寓意除百虫。芋头健运脾胃，和中化湿，宽肠解毒，在我国食用历史悠久，《史记》《汉书》中均有记载。而惊蛰之后气温变暖，湿度增加，万物复苏，细菌、病毒大量繁殖，是流行性疾病的高发期，因此，适量食用芋头，可以扶正抗邪。这道开胃小点心的主要食材是芋头，搭配补中和血的紫薯、健脾生津的椰浆，健脾土、化湿邪、扶正气。

春分

春分是一个阴阳平衡的节气，此时是草木生长萌芽期，人体血液也正处于旺盛时期，易诱发感染性疾病及疮疡肿毒。饮食调养保持寒热均衡，禁忌偏热、偏寒、偏升、偏降的食物。如在烹调寒性食物时，必佐以葱、姜、酒、醋类温性调料，以防止菜肴性寒偏凉，食后有损脾胃而引起脘腹不舒；又如在食用葱蒜等助阳类菜肴时常配以蛋类滋阴之品，以达到阴阳互补之目的。饮食以自然生长的蔬菜、五谷为主，得天地之精气，与天时相应。

另外，春夏养阳的原则依然要遵守。春生、夏长、秋收、冬藏，这是自然界的基本规律，只有春季阳气生发得好，才能为夏长、秋收、冬藏打下良好的基础。因此，春分时节需适当食用辛、甘、温性的促进阳气生发的食物，如姜、韭菜等，也可适当食用梨子、百合、甘蔗养阴生津，这有助于阴中求阳。

 桑芽菜炖黑鱼

食材：

黑鱼 200 克、猪瘦肉 100 克、桑芽菜 60 克、鸡脚 2 只、老鸡 100 克、南北杏各 5 克、去核红枣 3 粒、新会陈皮 3 克、姜 1 片、盐 3 克、冰糖 1 粒、清水 1000 毫升。

制作方法：

（1）黑鱼洗净切段，放入油锅中慢火煎至两面金黄后，放冷水洗净待用。

（2）猪瘦肉切成小丁，鸡脚处理干净，老鸡切块，分别焯水。

（3）将步骤（1）和步骤（2）中的食材依次放入炖盅，加入南北杏、去核红枣、陈皮、姜片、桑芽菜。

（4）清水加入盐、冰糖烧开，倒入炖盅中，密封炖 4 小时。

食疗小贴士

春分时节，大地回暖，万物复苏，鱼儿也开始活泼起来。黑鱼具有极强的护崽特性，产卵期（6月）就不再进食，因此仲春及晚春是黑鱼活跃的时期。黑鱼健脾补虚的功能较强，早在两千多年前，《神农本草经》就将其被列为"虫鱼上品"，可作为春分汤品的主食材。春季宜舒肝健脾，肝主筋，爪为筋之余，以爪甲类食物入肝经，舒肝养血。红枣、陈皮健脾和中。桑芽菜是春分时节的时令菜，被称为长寿菜，民间素有"人参热补，桑叶清补"之说，也被称为"菜中人参"。南北杏生津润肠。诸料均应春分时节而选，不寒不热，不燥不腻，平和进补。

清明

清明兼具自然与人文两大内涵，既是自然节气，也是传统的重大春祭节日。清明一到，气温升高，生气始盛，大地呈现春和景明之象。这一时节万物吐故纳新，洁净而清明，故名"清明"。

清明时节，人体肌肤腠理舒展，五脏六腑因内外清气盛而濡润。清明之际，肝气达到最旺，最易肝旺乘脾，造成消化不良。不要过食温补的食物，但也不宜过于寒凉，饮食宜甘而温，富含营养。此时空气中的湿度逐渐增加，可以选用健脾除湿、扶阳的食物。

清明也是多种慢性疾病容易复发的时期。有慢性病的人要注意忌口，最应忌食的就是传统说法中的"发物"，如海鲜、竹笋、羊肉、公鸡、螃蟹、老鹅、李子等，日常饮食应以平和的河鲜及家畜肉类、新鲜蔬果为主。

上汤豌豆尖

食材：

豌豆尖 200 克、黄豆 25 克、花生仁 10 克、盐适量、玉米油 10 克、蘑菇粉 2 克、高汤 30 克。

制作方法：

（1）豌豆尖掐嫩茎叶洗净待用。

（2）黄豆和花生仁泡发，放入盐水中煮熟待用。

（3）大火起油锅，烧热后倒入豌豆尖和煮好的黄豆、花生仁，快速炒至变色，加盐和蘑菇粉，倒入高汤翻炒均匀即可。

食疗小贴士　我国现存最早的一部诗歌总集《诗经》中，有一篇非常美好的诗歌《采薇》，诗里所说的"薇"，就是这道菜中的主食材——豌豆尖。豌豆尖是豌豆的嫩茎叶，又被称为豌豆头。小小的芽苗，有清热解毒的功效，在清明肝气最旺之时，可防止肝气过旺而生肝火。在苏南地区的方言中，它被读成"安豆头"，寓意平平安安。在清明时节，豌豆尖是每家宴请菜单上的必备菜肴，人们相信，餐桌上有一道"安豆头"做的菜，能带来一年的平安吉祥。

谷雨

谷雨是春季的最后一个节气，这时田中的秧苗初插、作物新种，最需要雨水的滋润，所以说"春雨贵如油"。谷雨时气温偏高，阴雨频繁，是风湿及各类神经疼痛的高发期，应注意祛风除湿，舒筋活络。中医素有"脾不主四时，脾王四季"之说，意思是在每个季节结束前的 18 天，均由脾来负责季节的转换。

谷雨时节是春夏之交，需顾护脾胃，不宜进食肥甘厚味，饮食宜清淡。谷雨前后，也是一些精神疾病的高发期。中医认为，天人相应，这与自然环境有着非常密切的关系。可以多食用一些诸如小麦胚芽、荞麦、豆类、黑芝麻、瘦肉、海带、鱼类等缓解精神压力和调节情绪的食物。

天气转暖，人们室外活动增加，此时百花盛开，柳絮飞扬，风速加大，花粉、柳絮、尘土极易诱发过敏。应减少高蛋白食物、热性食物、辛辣刺激性食物的摄入，降低过敏风险。《饮膳正要》中说："春气温，宜食麦以凉之。"宜食小麦、大麦、绿豆等，防止体内积热。

 红枣酥

食材：

低筋粉 900 克、起酥油 400 克、薯仔粉 50 克、糕粉 80 克、红枣 500 克、高筋粉 100 克、鸡蛋 1 个、黄油 275 克、白砂糖 80 克、清水 600 毫升、花生油 80 克、葡萄干 30 克、红曲米粉 30 克。

制作方法：

（1）红枣洗净，去皮去核，大火蒸 15 分钟，放入料理机中，加 300 毫升清水打成泥。

（2）枣泥放入炒锅，放入葡萄干，小火翻炒，在翻炒过程中分三次加入花生油和白砂糖（三次总共加入花生油 80 克、白砂糖 30 克）；炒至水分蒸发，枣泥变为黏稠状，加入糕粉，翻炒均匀；至硬度可以团成圆球状时盖上保鲜膜，凉凉待用。

（3）低筋粉 500 克、高筋粉 100 克混匀，加入一个鸡蛋，黄油 75 克、白砂糖 50 克、清水 300 毫升、红曲米粉 30 克，揉面（揉出手套膜）。

（4）起酥油 400 克和黄油 200 克混合均匀，加入低筋粉 400 克和薯仔粉 50 克，揉匀后放入冰箱冷冻 10 分钟。

（5）将步骤（4）中的面团包入步骤（3）的面团内，擀成 1∶4 左右的长方形面皮；刷上薄薄一层水，撒上薄薄一层低筋粉，将面皮两端往中心折，折好后压紧口子，继续沿中线对折（这样面皮就是 4 层）；再将面皮擀成长方形，切成大小适中的方块，取两个小方块，分别切成四个长条，将长条像编织竹篮子一样编织好，包入步骤（2）中的枣泥馅料，收口成小圆球；放入烤箱，上下火 180℃烤制 25 分钟即可。

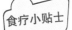

食疗小贴士

大枣性甘温，主要功效是补中益气、健脾养血，在这道点心中作为馅料的主要食材。葡萄干养血生津，益气化湿，适宜气温偏高、阴雨频繁的谷雨节气食用。外皮使用了红曲米粉作为配料，红曲米是以籼稻、粳稻、糯米等稻米为原料，用红曲霉菌发酵而成，具有健脾消食、活血化瘀的功效，可入药用，适合谷雨节气食用，顾护脾胃。

02.

夏季清心推拿手法

夏季是万物繁茂、阳气旺盛之时，反映在人体上，就特别容易出现心火旺的症状。孩子本身的特点就是"心常有余"，到了夏季，更容易因为心火旺而出现

这时候，妈妈就可以给孩子做一些以清心经为主的保健推拿：

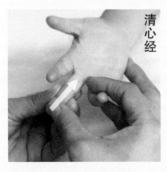

清心经300次（与三字经派推拿手法不同）。

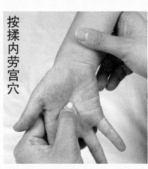

按揉内劳宫穴2~3分钟。

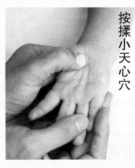

按揉小天心穴2~3分钟。

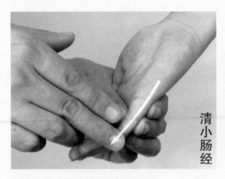

清小肠经300次。

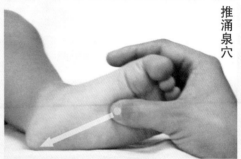

推涌泉穴100次。

脾气暴躁等问题。

夏季人体需要通过出汗来排毒,妈妈也可以让孩子做一些有助于出汗的活动,不要让孩子整天待在空调房里。如果孩子汗特别多,即使在空调房里也动不动就一头汗,妈妈也可以用固表止汗的四大手法为孩子推拿。

固表止汗的四大推拿手法:

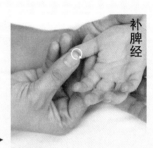

补脾经 300 次。▶

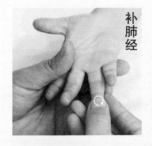

补肺经 300 次。

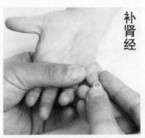

补肾经 300 次。

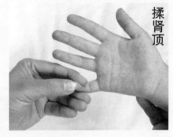

揉肾顶 300 次。

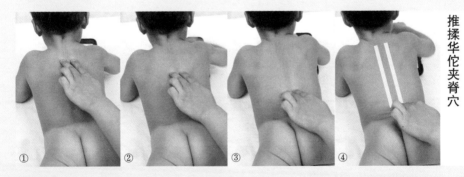

① ② ③ ④

推揉华佗夹脊穴 10~15 分钟。

另外,推荐妈妈用艾草煮水给孩子洗澡。艾草放入锅中加水,开锅后转小火煮 15 分钟,药效便能出来。凉至大约 35~40℃时给孩子冲洗全身,对于夏天防蚊、除痱,去除婴儿胎毒都有非常好的效果。

夏季增酸增咸，固表补心

五行学说认为，夏时心火当令，心火过旺则克肺金，所以《金匮要略》中有"夏不食心"之说。苦味的食物能助心气而制肺气，所以孙思邈主张："夏七十二日，省苦增辛，以养肺气。"按照四季五补的原则，夏季宜清补。

夏季出汗多，盐分损失亦多。若心肌缺盐，搏动就会失常。应该适量增加酸味食品以固表，适量增加咸味以补心。阴阳学说认为，夏月伏阴在内，饮食不可过寒，如《颐身集》指出："夏季心旺肾衰，虽大热不宜吃冷淘冰雪，蜜水、凉粉、冷粥。饱腹受寒，必起霍乱。"由于心主表，肾主里，这里所说的心旺肾衰，即外热内寒之意，所以夏季不宜多吃冷食，少则犹可，多则容易引起寒伤脾胃，令人吐泻。

西瓜、绿豆汤、乌梅小豆汤，为解渴消暑之佳品，但不宜冰镇。夏季气候炎热，人的消化功能较弱，饮食宜清淡，不宜肥甘厚味。夏季致病微生物极易繁殖，食物极易腐败、变质，肠道疾病多有发生。因此，要讲究饮食卫生，谨防病从口入。

夏季的六个节气分别为立夏、小满、芒种、夏至、小暑、大暑。我们来逐一分享食养要点。

立夏

立夏时节，自然界的变化表现为阳气渐长、阴气渐弱，养生的原则是养护阳气，但是夏季炎热，汗出较多，易伤阴津，因此食物选择的原则是养阳不伤阴。暑易入心，立夏之后，肝气渐弱，心气渐强，人的心神易受到扰动，孩子会心神不宁或烦躁易怒，心火偏旺也会出现口舌生疮、夜寐不宁等现象。饮食要做到增酸减苦，补肾水以降心火，助肝气以存阴津。

蔗浆樱桃煎

食材：

樱桃 200 克、细砂糖 20 克、乌梅 5 粒、盐 2 克、甘蔗汁 100 克、牛奶 100 克、琼脂 5 克、蜂蜜适量。

制作方法：

（1）乌梅加水（刚刚没过乌梅即可），煎出浓稠汁液约 15 克待用。

（2）樱桃放入加盐的清水中清洗干净，再用清水冲洗，用厨房纸巾吸干水分，去核，放入小的不粘锅中；小火，细细煎出樱桃汁，期间需要不停翻动以免粘在锅上；至黏稠起泡（约 20 分钟），加入细砂糖、乌梅汁，搅匀，继续煎至汁液浓稠变干，樱桃皮起皱为止；倒入铺好油纸的烤盘， 100℃烘烤 90 分钟。

（3）牛奶煮开，放入琼脂融化，将步骤（2）中烤好的樱桃放入，等待琼脂凝固，切开放入小盘子中。

（4）甘蔗汁煎煮至浓稠，加入蜂蜜，熬制成琥珀色汁液，浇至步骤（3）的樱桃上即成。

食疗小贴士

夏初樱桃当令，得正阳之气，为养护阳气最适合的水果。在唐宋时期，夏季的樱桃小点心尤为多见，南宋食谱《山家清供》中记载了"樱桃煎"的做法："要之其法，不过煮以梅水，去核，捣印为饼，而加以白糖耳。"苏东坡在《老饕赋》里所写的"烂樱珠之煎蜜"，就是和樱桃煎相同的食品。樱桃煎不仅美味，而且养生。《本草纲目》中记载："盐藏、蜜煎皆可，或同蜜捣作糕食，唐人以酪荐食之。"唐代食用更为讲究，王维曾在《敕赐百官樱桃》一诗中写道："芙蓉阙下会千官，紫禁朱樱出上阑……饱食不须愁内热，大官还有蔗浆寒。"也就是说，樱桃煎会浇上甘蔗汁熬制的甜浆来吃，一热一寒，互补养生。这是唐代非常受欢迎的一道高档甜点，这道点心的做法出自唐宋古方，根据当前的生活环境略作创新，寒热相均，适合立夏食养。

小满

小满节气，夏熟作物的籽粒开始灌浆饱满，阳气渐盛，但仍处于小满的状态，所以叫作"小满"。小满过后，天气逐渐炎热，雨水也开始增多，"湿"始于小满，热与湿的特点比较明显，使汗出增多。中医认为，"汗为心之液""血汗同源"，过汗容易耗津伤血、耗散心气。加上孩子本身就活泼好动，不懂得节制，如果再饮食不节，很容易出现水湿停滞而发生湿疹、大便溏泄，或津液耗伤而虚火上炎。所以小满节气的饮食应以养血宁心、清热利湿为主。

 妙香鸭舌

食材：

酸枣仁 10 克、柏子仁 10 克、鸭舌 250 克，生抽、料酒、冰糖、盐适量，葱、姜、蒜少许。

制作方法：

（1）鸭舌焯水，清水洗净，再次焯水。

（2）鸭舌放入生抽、料酒、与压碎的酸枣仁、冰糖、盐、姜、蒜及葱段一起腌制。

（3）热锅冷油，放入柏子仁爆香后取出，倒入腌制的鸭舌及卤料翻炒均匀后，加入少许水，没过鸭舌，大火烧开后离火闷半小时；半小时后继续加热，大火收汁，撒上爆炒的柏子仁即成。

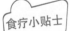 中医认为，舌为心之苗。夏季心经当令，以鸭舌为主食材，起到养护心经的效果。《神农本草经》记载，酸枣仁又名妙香，性平味甘，与柏子仁均具养心安神之效。三种宁心食物组合，经常食用可防止夏季心火亢盛而耗伤心气。

芒种

芒种节气，湿热之气明显加重，湿邪容易困脾、伤肾气。芒种至大暑的一个月，是一年中万物疯长的旺季，孩子也处于一个高速生长期，要注意顾护正气，防病抗邪，以免错过生长发育的好时机。此阶段心火正旺，肝脏气休，应注意养肝、清心、健脾、益肾。饮食应顺天时，大自然为我们贴心准备了莲子、芡实、薏米等健脾利湿的食物，它们会在芒种之后相继成熟，支援我们的餐桌。

 芒种建中汤

食材：

猪肚200克、干无花果半颗或鲜无花果1颗、枸杞10克、大枣1颗、建莲子5克、生姜两片、盐少许、清鸡汤适量。

制作方法：

（1）无花果、枸杞、大枣、莲子洗净备用。

（2）猪肚用面粉反复揉搓冲洗干净，切片，焯水至半熟，放入冷水洗净待用。

（3）猪肚、生姜、无花果、大枣、枸杞、建莲子、盐放入煲中，倒入清鸡汤，炖煮4~6小时至食材酥烂。

食疗小贴士

《本草经疏》中这样评价猪肚："为补脾之要品，脾胃得补，则中气益，利自止……补益脾胃，则精血自生，虚劳自愈。"中医认为，无花果味甘入脾经，健脾和胃，与猪肚同用，增强健脾作用；建莲子健脾益肾养心，佐制脾土乘肾水；大枣调和脾胃。芒种时节，食用此汤，健脾化湿，宁心神，益肾水。

夏至

夏至是阴阳交替的时节，人体容易患各种疾病，合理饮食尤为重要。夏至是心火最旺之时，心火过旺则克肺金，应适当食用苦味食物防止心火过旺，同时可以适当食用酸味食物，收敛耗散的心气，避免心神失养。另外，夏季汗出较多，适当食用咸味食品，可以增强对心肌的保护。夏至阳气虽旺，但阳伏于外，体内阴寒，很容易引发疾病，因此我国民间有"冬吃萝卜夏吃姜"的说法。夏至饮食需要注意的就是温补。

 藿香霸王花

食材：

鲜霸王花 200 克、紫山药 100 克、鲜藿香叶少许、花椒油 10 克、白醋 5 克、白酱油 3 克、麻油 2 克。

制作方法：

（1）霸王花洗净剖开，焯水理齐待用。

（2）紫山药去皮切成薄片，焯熟待用。

（3）霸王花和紫山药分别用花椒油、白醋、白酱油、麻油快速拌匀，藿香叶点缀摆盘。

食疗小贴士

霸王花是一种攀缘植物，有附生习性，生命力非常顽强，能在暴风骤雨之后竞放，能在剑拔弩张的枝条上孕育。孩子应经常食用生命力顽强的植物，这对人体的生命力和免疫力也会有帮助。霸王花清热痰、理痰火、润肺宁心；紫山药又被称为"紫人参"，平补肺脾肾；藿香扶正气、化湿邪，著名的解暑药"藿香正气丸"就是据它的功效命名的。一花、一根、一叶，在阴阳相交的节气，平和地为人体补充能量。

小暑

小暑正值初伏前后，空气中的湿度逐渐增加，天气逐渐由干热转为闷热，民间有"小暑过后，每日热三分"的说法。这个节气最易出现湿邪侵袭人体导致的周身乏力、脾胃不和、手足水肿等症状。而苦味燥湿，小暑节气可适当食用一些苦味食物。另外，小暑节气汗出较多，易伤阴津，可以常用酸味食物以收酸甘化阴之效。

梅花烙

食材：

广灵小米 200 克、大米 50 克、苏打粉 2 克、白砂糖 2.5 克、玉米油 10 克、腊梅花 30 朵。

制作方法：

（1）小米、大米洗净后，凉水浸泡 1 小时，晾干，在料理机中打成米粉。

（2）滚开水倒入米粉，边烫边搅拌均匀；醒发 12 小时后，加入苏打粉、白砂糖拌匀。

（3）锅烧至五成热，刷玉米油，倒入米糊，煎至两面金黄，用梅花模具印出一朵一朵装盘。

（4）腊梅花泡开后，装点其上。

《本草纲目》中说，小米"煮粥食，益丹田……助谷神以导达肠胃"。我国自古就有产妇喝小米粥养血的习惯，足见小米的补益功效。中医认为，腊梅花味甘微苦，解暑生津，开胃散郁，解毒生肌，止咳。民间常用腊梅花煎水给婴儿饮服，有解胎毒的功效，是一味温和解暑的好食材。

大暑

大暑是夏季的最后一个节气。此时正值入伏，天气非常炎热，暑气逼人，空气中湿度较大，心气容易亏耗，易中暑湿之邪。夏季心火当令，适当增咸以补心。甘与咸相反，因此要减少甜味食物的摄入。另外，大暑湿重，中医认为生冷食物会妨碍脾胃运化功能，使水湿不易运化。并且进食生冷易使阳气为阴气所遏，不能正常生发，与夏季养阳的原则相悖。大暑时节应注意养护阳气，食用温性食物。

 当归生姜羊肉汤

食材：

当归 6 克、干姜 10 克、桂圆 5 颗、花椒 2 克、玉竹 10 克、羊肉 250 克、黄酒 50 克、盐少许，葱花、生姜适量。

制作方法：

（1）当归用黄酒浸泡 2 小时后蒸制半小时待用。

（2）羊肉洗净，开水汆烫后洗去血水及浮沫；加入适量开水没过羊肉，加入生姜、桂圆炖煮。

（3）起锅前 30 分钟加入当归、干姜、玉竹、花椒和盐。

（4）撒上葱花起锅。

食疗小贴士

此方出自《金匮要略》，为仲景名方，被称为"食疗祛寒第一方"。夏季阳伏于外，体内虚寒，三伏天温补吃羊肉符合冬病夏治的原理，也是中医养生的特色之一。每年各大医院盛行的"三伏灸"，都是这个道理。当归既能行血，又能活血，既能通经，又能活络，与温补气血的羊肉搭配尤为适宜。花椒与桂圆的组合，见于国学大师南怀瑾的"脐灸丸"，有温中散寒的作用。加入玉竹，可佐制羊肉的温燥之性，使之补而不燥。

03.

秋季养肺推拿手法

秋季，白天渐短，黑夜渐长，雨水渐少，天气渐凉，气候变得日趋干燥。由于孩子机体各系统和器官发育不完善，对气候的变化尤其敏感。他们的鼻喉黏膜娇嫩，鼻腔干燥，易出现喉部发痒，甚至干咳，引发上呼吸道感染。这个季节孩子皮肤干燥，汗液蒸发较快，容易上火，造成大便干硬，这就是"秋燥"。

临床上把秋燥大致分为"温燥"和"凉燥"两种类型。温燥症状为发热、咳嗽、口干、舌苔黄等；凉燥症状为发热、口干、恶寒、怕冷等。秋燥的主要原因是空

同时，常常给孩子做以下推拿：

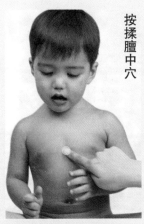

按揉膻中穴

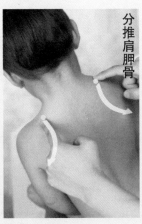

分推肩胛骨

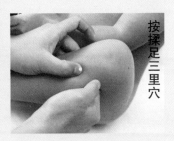

按揉足三里穴

按揉膻中穴 2~3 分钟。　　分推肩胛骨 3~5 分钟。　　按揉足三里穴 1~2 分钟。

气过于干燥，使身体缺水。中医认为，养肺可以驱走燥邪。秋季应该多给孩子做一些养肺的推拿手法。

如果孩子因为肺热而出现流黄涕、流鼻血等症状，可以清肺经300次。

如果孩子因为肺虚而出现多汗、久咳，则需补肺经300次。

秋季平衡收散，滋阴润燥

就五季（春夏秋冬与长夏）与五脏的对应关系而言，秋季肺经当令。《素问·藏气法时论》说："肺主秋……肺欲收，急食酸以收之，用酸补之，辛泻之。"也就是说，秋天宜收不宜散，如果要收敛肺气以及补肺，应食用酸味食物。因为酸味入肝经，肝气可挟制肺气，使人体处于平衡状态。辛味则直入肺经，过食则会造成肺气过旺而泻肺气。

酸味收敛补肺，辛味发散泻肺，秋季宜收不宜散。所以，要尽可能少食葱、姜等辛味之物，适当多食一点酸味果蔬。秋季肺金当令，肺金太旺则克肝木，故《金匮要略》有"秋不食肺"之说。秋燥易伤津液，饮食应该以滋阴润肺为佳。《饮膳正要》说："秋气燥，宜食麻以润其燥。禁寒饮食。"《臞仙神隐书》主张入秋宜食生地粥，以滋阴润燥。

总之，秋季应多吃些生津养阴、滋润多汁的食品，少吃辛辣、煎炸的食品。按照四季五补的原则，秋季宜平补。

秋季的六个节气分别为立秋、处暑、白露、秋分、寒露、霜降。下面我们逐一分享饮食要点。

立秋

立秋是由热转凉的交接节气，也是阳气渐收，阴气渐长，由阳盛逐渐转变为阴盛的时期。秋天是万物成熟收获的季节，万物状态由生长变为收藏。新陈代谢变缓，是人体阴阳代谢出现阳消阴长的过渡时期。《素问·四气调神大论》提出：
"夫四时阴阳者，万物之根本也，所以圣人春夏养阳，秋冬养阴，以从其根……
逆其根则伐其本，坏其真矣。"

春夏养阳，秋冬养阴，这是古人对四时调摄之宗旨，被历代医家奉行为总的
四季养生原则。秋季燥气当令，易伤津液，秋冬季节如果能够按照四时的变化规
律而养护阴气，就能够使得阳气有所收敛而不至于散失，有利于为春夏两季阳气
生发打好基础。

因此，自立秋起，饮食应以养阴为基本原则，可适当食用芝麻、花生、胡桃、
杏仁等油脂之品，或者粳米、糯米、蜂蜜、乳品、藕、银耳、梨等柔润之品，养阴生津。

 椰浆燕麦

食材：

燕麦米 30 克、椰子 1 只、冰糖少许。

制作方法：

（1）燕麦米煮熟待用。

（2）椰子倒出椰汁、挖出椰肉待用。

（3）煮熟的燕麦米、椰汁、椰肉加入料理机中打成浆，过滤后倒入杯中，
　　　加冰糖调味。

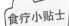

秋喜柔润，椰子是柔润之品的代表之一，椰子全身都具有药
用价值，明代李时珍在《本草纲目》中记述，椰肉"甘，平，
无毒"，"食之不饥，令人面泽"；椰汁"甘，温，无毒"。
说明椰肉可补虚益气，久食能令人面部润泽，益人气力及耐
受饥饿；椰汁具有滋补生津的功效，久食可治津液不足，且
无不良反应。椰汁与椰肉搭配补虚敛汗、心脾同补的燕麦，
制成立秋节气的饮品，孩子会非常喜欢。

处暑

处暑节气，天气渐凉。人体脐部表皮最薄，对外部刺激特别敏感，若防护不当，寒气直中肠胃，就会发生急性腹痛、腹泻、呕吐等不适症状，因此健脾尤为重要。处暑时节，成熟的五谷多为黄色，黄色入脾经，当季成熟的五谷杂粮，都可健脾。常用的健脾食物还有芡实、莲子、薏米、山药、茯苓、大枣、猪肚、牛肚等。处暑在立秋之后，秋燥初现，要注意润燥，饮食以清淡甘润为主。

处暑节气处于由热转凉的交替期，自然界的阳气由疏泄趋向收敛，人体内阴阳之气的盛衰也随之转换。此时应增酸收敛养阴，可食用柚子、山楂、菠萝、石榴等水果。

 枣香南瓜

食材：

黄皮香糯老南瓜100克、蜂蜜100克、桂花10克、新疆大枣100克、糯米30克、干粽叶5片、黑糖15克。

制作方法：

（1）粽叶洗净浸泡待用；老南瓜去子去皮，切方块待用；大枣去核，糯米浸泡2小时后，每只大枣装入糯米待用。

（2）粽叶包好南瓜，上锅蒸25分钟；取出后直接入烤箱，上下火200℃，烤20分钟；打开粽叶，蜂蜜均匀刷在南瓜上，撒上桂花，再次入烤箱，上下火230℃烤5分钟，取出装盘。

（3）粽叶裹好大枣，放入盆中，黑糖用纯净水调匀倒入盆中腌制大枣5小时，上锅蒸透（约2小时）；取出后，入烤箱上下火200℃，烤10分钟；打开粽叶，用蜂蜜均匀刷大枣，再次入烤箱，上下火210℃烤制5分钟，与南瓜一同装盘。

食疗小贴士

李时珍在《本草纲目》中说："南瓜种出南番，转入闽浙……味如山药，同猪肉煮食更良，亦可蜜煎。"南瓜全身皆可入药，其果实有健脾和胃、解毒生津的功效。红枣在中国历史悠久，其营养保健作用在远古时期就被人们发现并利用，《诗经》已有"八月剥枣"的记载了。枣作为药用也很早，《神农本草经》即已收载，历代药籍也均有记载，对其养生疗病的认识不断深化。李时珍在《本草纲目》中说，枣味甘、性温，能补虚益气、润五脏。可用于治疗脾虚弱、食少便溏、气血亏虚等疾病。两种食材，都具健脾功效，养血生津，处暑微凉时，可养护后天之本。

白露

在五色、五脏与季节的对应关系中，秋季养肺，与白色食物关系非常密切，苍南、平阳等地的人们会于白露日采集"十样白"食用，白毛乌骨鸡也是当季首选，此外，梨、百合、甘蔗、芋头、沙葛、莲藕、萝卜、银耳等白色食物，都是白露节气的好食材。

白露节气，自然界的阳气由疏泄趋向收敛，空气变得干燥起来。肺为娇脏，易被秋燥所伤，容易使人出现口干、咽干、大便干结、皮肤干裂等现象。此时需要顺应天时，养护阴气。五味与阴阳的关系中，酸味食物可促进阴液化生，并且酸性收敛，在秋季肺金当令时，可以敛肺养阴，预防秋燥。另外，白露时节应减苦增辛。五脏之中，苦入心经，心属火，苦为火之味、热之极，故能燥湿，易耗伤阴津，因此秋季宜减苦。

孙真人在《摄生论》中说："八月心脏气微，肺金用事，宜减苦增辛，助筋补血，以养心肝脾胃。"辛味食物具有发散特性，同时行气活血。白露时节，肺气由疏泄渐趋收敛，适当食用一些辛味食物，可防止肺金收敛太过，导致秋燥或悲秋之证。要注意的是，这里说的辛，并不是辣椒、生蒜、生葱、大料、胡椒、芥末、白酒等辛热刺激之品，而是茼蒿、无花果、芥菜、韭菜、青椒、醪糟、洋葱、小茴、桂花、肉桂等辛香升散之品。

天香汤

食材：

水鸭1只、鲜松茸菌30克、鲜桂花100克、盐梅20克、炙甘草粉10克、
葱10克、姜10克、盐2克。

制作方法：

（1）鲜桂花捣泥，盐炒热；桂花泥、盐梅、炙甘草粉拌匀后封入瓷罐，放
　　　入冰箱1周。

（2）小鸭洗净，焯水，加入葱姜、鲜松茸菌炖煮2小时。

（3）盖碗中盛入鸭汤，放入适量步骤（1）中的桂花泥和盐调味即可。

食疗小贴士　　"桂花馥郁清无寐"，一到白露时节，满城都是通透的清香，
宋之问的《灵隐寺》中有"桂子月中落，天香云外飘"的著名
诗句，故后人亦称桂花为"天香"，《遵生八笺》中称桂花茶为"天
香汤"。用桂花之辛香，配甘草之甘甜，滋养肝血，缓解悲秋
的情绪；用梅之酸性敛阴，达到阴阳双补的效果；鸭子常年在
水中生长，具有养阴生津之效，适合在秋季食用。《名医别录》中，
鸭肉被称为"妙药"，在白露时节配桂花食用，合节气养生之需。

秋分

秋分节气，昼夜均而寒暑平。人体也与大自然一样，讲究一个"平"字，需要
做到的是平调阴阳。此时，人体处于从"夏长"到"秋收"的过渡阶段，养生应遵
循阴阳平衡的原则，做到平补气阴，阴气内守。秋分的饮食原则，会令人想起一个
美好的句子："谦谦君子，温润如玉"。秋季胃肠道疾病多发，从秋分起，要与生
冷的饮食小别几个月，并可以开始适当进补。因此，饮食宜以温补为主，但是温补
并不等同于大热大补，因为秋季燥邪当令，温补的同时要兼顾一个"润"字，防止秋
燥。

温润的食中君子代表为：芝麻、核桃、花生、火麻仁、栗子、胡桃和各类坚

果等油分较多的食物，以及性质平和的谷类、水果。秋季内应于肺，在秋季的几个节气中都应注意养护肺金。五色之中，肺属白色，因此白色食物在秋季是调养佐餐的佳品。五味之中，甘缓酸收，酸性具有收敛的特性，符合"秋收"的季节属性，适当增酸，可以敛肺养阴，预防秋燥。

　　辛味与酸味的使用，是相反相成的原则，酸性收敛，辛味发散，一收一散才能达到平衡，而不是一味地收或散。既不能过度食用酸味食物导致收敛太甚，也不能过度食用辛辣刺激之物导致燥热，而要讲究适度。

 菊花蟹酿橙

食材：

大闸蟹 1 只（要多黄的母蟹）、橙子 1 只、菊花瓣 10 克、紫苏 6 克、香雪酒 10 克、玫瑰米醋 5 克、姜末 5 克、麻油 10 克、盐 1 克、芡粉 3 克。

制作方法：

（1）橙子切开，挖出橙肉待用。

（2）紫苏用水浸泡 1 小时待用。

（3）锅内倒入麻油，烧热后放入姜末炒香，调小火放入蟹肉，炒出油，放入橙肉翻炒均匀，倒入少许紫苏水，翻炒均匀后勾芡，出锅前加入香雪酒、玫瑰米醋、盐调味。

（4）将步骤（3）中炒好的蟹肉盛入橙子皮中，盖好，上锅蒸 8 分钟，用菊花瓣点缀。

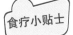 "秋风起，蟹脚痒"，蟹是秋季时令佳品，食用方法多样。蟹酿橙出自南宋福建人林洪的《山家清供》，评价其既香而鲜，使人有新酒菊花、香橙螃蟹之兴。如果考虑到蟹性寒凉，阻止孩子吃蟹，也是不现实的。结合秋分的养生原则，宜酸收敛阴，选用传统"蟹酿橙"的做法，将原料加以完善，辅以更美好的味道和养生理念。在原配方中加入紫苏解蟹毒；香雪酒性温增香，祛螃蟹之寒性，并可去腥；玫瑰米醋提鲜，协同橙子酸收之性，养阴生津。

寒露

寒露节气，冷热交替，在阴阳变换中，阳气渐退，阴气渐生。饮食也要适当调整，以适应大自然的阴阳变化，保证人体的阴阳平衡。寒露时节气候变冷，人体阳气开始收敛，阴精潜藏，应以收敛、养阴为主。此时昼热夜凉，燥邪当令，饮食的重点是养阴润燥，防止秋燥对人体产生不利影响。民间的习惯是暮秋开始进补，温补的时节真正到来了。

寒露节气一过，就要开始注意保暖，饮食宜温，多喝热粥、热汤，避免生冷之物造成胃肠道不适以及损伤人体阳气。即使出现上火症状，也不能盲目使用寒凉之品降火，因为秋季上火大多是阴虚所致，而生冷之品不仅损伤阳气，更会造成气不化阴，使人体阴阳两虚，体质日益虚弱。

 萝卜糕

食材：

萝卜 1 根、生菜 100 克、黏米粉 150 克、淀粉 20 克、纯净水 200 毫升、虾米 30 克、腊肠 1 根、盐 3 克、白胡椒粉 3 克、玉米油 80 克、糖 3 克。

制作方法：

（1）萝卜洗净切成细丝，挤出水分待用；腊肠、虾米切小细丁待用。

（2）黏米粉和淀粉混合，加少许盐，倒入纯净水开浆（慢慢倒入水，米浆舀起能达到缓缓流下的状态即可）。

（3）锅内倒入少许油，放入虾米丁、腊肠丁炒至焦黄出香味，加入萝卜丝炒匀，调入白胡椒粉、糖、盐，炒匀待用。

（4）另取一只锅，倒入挤出的萝卜水，烧开后，将步骤（3）中的食材放入，小火烧开，加入步骤（2）中的米浆，一边搅拌一边倒，使米糊化匀。

（5）七寸方形活底模具均匀涂抹玉米油，倒入米糊，上锅蒸 25 分钟，放凉切块。

（6）将步骤（5）中的糕块煎至两面金黄，配生菜食用。

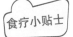

寒露节气，天气寒冷，由于人体自身对热量的需求，孩子的食欲会比天气炎热时好得多，在素菜的搭配上，应注意消积，防止食积不化。唐代苏恭所著的《新修本草》中谈到，"莱菔"有"消谷，去痰癖，肥健人"的药用价值，莱菔即萝卜。萝卜在中国已有两千年的食用历史，"熟食甘似芋，生荐脆如梨"，其效用不亚于人参，故有"十月萝卜赛人参"之说。寒露正值农历十月，此时食用萝卜营养价值最高，应时而食，消积滞、化痰热、行气宽中。

霜降

霜降是秋季的最后一个节气，民间有"冬补不如补霜降"之说，所以，在饮食方面要抓住时机，为冬季储备能量。霜降节气前后，气温渐低，热量消耗增多，人体出于本能，食欲明显增强，进食增多。此时胃肠道疾病、消化性溃疡高发，要特别注意顾护脾胃。除了控制饮食，做到每餐七分饱外，还要多选择以健脾和胃为主的食物。

秋末时节，阳气开始潜藏，阴气渐生。若此时阳气不能正常收藏，会导致阳浮于表，加重秋燥。因此酸甘收敛、养阴润燥也是饮食的主要原则。

 木薯奶酥

食材：

木薯粉 100 克、纯牛奶 70 克、白砂糖 20 克、炼乳 10 克、卡仕达酱 30 克。

制作方法：

（1）牛奶隔水烧沸，加入白砂糖化开。

（2）木薯粉过筛，加入步骤（1）中的牛奶，迅速搅拌均匀，揉成光滑的面团，分成 20 克一只的小剂子，擀成圆形，包入卡仕达酱和炼乳，团成小巧的圆子。

（3）烤箱预热 180℃，上下火烤 30 分钟装盘。

食疗小贴士

木薯是世界三大薯类之一，在热带地区的发展中国家，木薯是最主要的粮食作物，还具有清热解毒、养阴补虚的功效，适合秋季养阴时节食用。我国自古就有食用牛乳进补的传统，在著名的中医学书籍《千金要方》《丹溪心法》《太平圣惠方》中均记载了以牛乳养生甚至疗病的方法。中医认为，牛乳可用于虚弱劳损、血虚便秘、气虚、消渴等疾病的治疗或调养，西方营养学也提倡食用牛奶强身健体。木薯粉配牛乳制作甜品，适合霜降节气进补，兼以养阴。

04.

冬季护肾推拿手法

　　寒冷的冬天，朔风凛冽，阳气潜藏、阴气极盛，草木凋零，自然界的蛰虫伏藏，人体的阴阳消长代谢也处于相对缓慢的水平，因此，冬季养生重点在于"藏"。而肾主封藏，所以冬季养护重点在于"养肾防寒"。

　　可以常常给孩子做一些养肾补肾的保健手法：

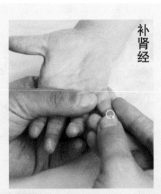

补肾经

补肾经 300 次。

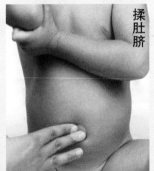

揉肚脐

揉肚脐 1~2 分钟。

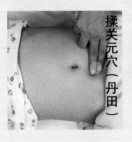

揉关元穴（丹田）

揉关元穴 1~2 分钟。

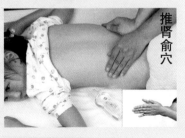

推肾俞穴

双手搓热推肾俞穴 3~5 分钟。

229

由于气温低，孩子容易感冒。此时可以用外感四大手法处理：

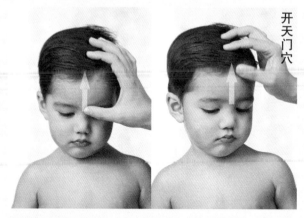

开天门穴

开天门穴 150~250 次。

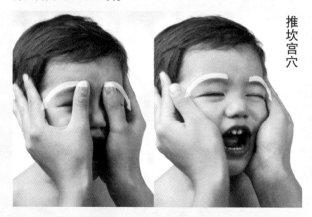

推坎宫穴

推坎宫穴 150 次。

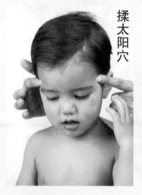

揉太阳穴

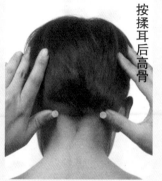

按揉耳后高骨

揉太阳穴 2 分钟。　　　　按揉耳后高骨 2 分钟。

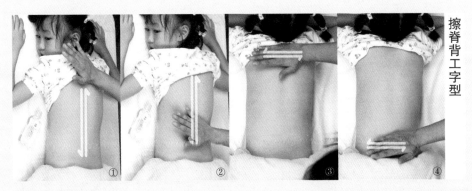

擦脊背工字型

擦脊背工字型100次。

　　此外，还可以用随身灸来灸孩子大椎穴15~20分钟，防治感冒、咳嗽的效果也相当不错。夜里鼻塞（无鼻涕）时，建议用随身灸在孩子脚底涌泉穴灸15~20分钟。夜里如果孩子鼻涕多堵住鼻子，无法呼吸，则艾灸百会穴15~20分钟。

冬季温补食热，保阴潜阳

　　冬季饮食应当遵循"秋冬养阴""无扰乎阳"的原则，既不宜生冷，也不宜燥热，最宜食用滋阴潜阳、热量较高的膳食。为避免维生素缺乏，还应摄取新鲜蔬菜。从五味与五脏的关系讲，则如《素问·藏气法时论》中所说："肾主冬……肾欲坚，急食苦以坚之，用苦补之，咸泻之。"这是因为冬季阳气衰微，腠理闭塞，很少出汗，减少食盐摄入量，可以减轻肾脏的负担，增加苦味可以坚肾养心。

　　具体地说，在冬季为了保阴潜阳，宜食谷类、羊肉、鳖、龟、木耳等食物，宜食热食，以保护阳气。冬季重"养藏"，此时进补是最好的时机，即四季五补中的"滋补"时节。

冬季的六个节气分别为立冬、小雪、大雪、冬至、小寒、大寒。下面我们就一一分享食养要点。

立冬

民间常说："冬令进补，开春打虎。"立冬后，气温降低，人体消耗减少，新陈代谢随之减慢。此时确实是一个进补的好时节，能够使能量储存于体内，固本培元，而无须担心随补随散。尤其是老弱妇孺，平时怎么补都不见成效，冬季进补正当时，不要错过这个增强体质的好时节。

首先是温补。元代宫廷太医忽思慧在所著的《饮膳正要》中说："冬气寒，宜食黍，以热性治其寒。"这与西方营养学的认识也是一致的，西方营养学称碳水化合物为"产热营养素"。也就是说，温补，主食很重要。另外，大块吃肉也是温补的方式，平时不敢吃的肥甘厚味，冬季可以稍稍放开一些，过把瘾。

其次，冬季阳气潜藏，阴精存蓄，顺应这个趋势养阴，效果要比其他时候好。从五季（包括长夏）与五脏的对应关系而言，冬季是养肾的季节，立冬后，黑色入肾经的食品可以经常食用。

再次，《素问·阴阳应象大论》中说："水火者，阴阳之征兆也。"水为阴的征兆，为阴气之源，养阴首要多饮水。喝水的方法切忌半天不喝水，一喝一大杯，这不仅不能有效补水，还增加了肾脏负担。喝水应小口抿，少量多次。

松瓤鹅油卷

食材：

松仁200克、白芝麻50克、中筋面粉455克、酵母粉2克、细砂糖9克、盐5克、鹅油128克、清水135毫升、五香粉3克，植物油、蛋黄液适量。

制作方法：

（1）中筋面粉 250 克、酵母粉 2 克、细砂糖 9 克、盐 2 克、鹅油 25 克、清
水 135 毫升混合，反复揉至面团光滑有弹性（揉到出膜状态最理想），
揉好后涂上少许植物油，放入盆中，盖上保鲜膜醒发 20 分钟；然后均
分为 10 份，整理成球形，醒发 15 分钟。

（2）中筋面粉 205 克、盐 3 克、鹅油 103 克、五香粉 3 克放入盆中，和拌均匀，
盖上保鲜膜，醒发 20 分钟；然后均分为 10 份，整理成球形，醒发 15
分钟。

（3）取步骤（1）的小面团压扁，包入步骤（2）的面团，收紧成球形，收
口向下，盖好保鲜膜醒发 15 分钟。

（4）用擀面杖将步骤（3）中的面团压扁后擀成薄片，卷起，继续擀成薄片，
然后竖向卷起，继续擀成薄片；松仁和白芝麻分别炒香，松仁压碎后
包入面片，卷成小卷，刷上蛋黄液，沾上白芝麻，烤熟或炸至金黄色
装盘。

食疗小贴士 鹅油号称动物界的橄榄油，古今中外都有吃鹅油的传统和习惯。鹅油在法国料理中是一种高档食材，我国文学名著《红楼梦》第四十一回中，贾母请刘姥姥吃的两种点心里也有松瓤鹅油卷。新鲜鹅油配上补肾益气、养血润肠的松仁为瓤，酥香可口，使立冬进补润物细无声。

小雪

小雪节气，饮食宜遵循"秋冬养阴"的大原则，但冬季在五脏中内应于肾，因此冬季养阴偏重于养肾阴。冬季阳气闭藏，代谢减慢，生命活动倚重于人体的先天之本——肾。

中医认为，冬季应少咸多苦，《四时调摄笺》说："冬月肾水味咸，恐水克火，故宜养心。"因为冬季肾经旺盛，咸味吃多了，会使本来就偏亢的肾水更亢。

从五行理论来说，咸胜苦，而苦入心经，肾水克心火，就会使心阳的力量减弱。心为阳中之至阳，是人体的太阳，无论如何养阴，都不应损伤心阳。

所以，冬季并不应该放开吃咸，而应该适量进食苦味食物，以助心阳。小雪时节重"养藏"，此时的季节特点是阴气盛而阳气闭藏，万物蛰伏，养精蓄锐。从中医的整体观来看，人体的新陈代谢在冬季也处于一年中最缓慢的水平，气血趋向于里，精气闭藏。因此饮食要温补，藏热量。

我国古代劳动人民总结出了一句非常智慧的谚语："冬吃萝卜夏吃姜，不用医生开药方。"这说明，冬季阳气趋于内敛，阳旺于内，加之冬季温补，极易产生内热，需在温补之时，配合萝卜、冬瓜等食物以防止生内火。

 蒸新栗粉糕

食材：

新栗子 200 克、糖桂花 20 克、糯米粉 60 克、糖粉 10 克、芒果肉 60 克、红心火龙果肉 60 克、果晶粉 100 克、冰糖 15 克、纯净水 1000 毫升。

制作方法：

（1）新栗子炒熟后，取栗肉压成细粉，用糯米粉、糖粉拌匀，加入适量纯净水和成光滑面团待用。

（2）果晶粉、冰糖放入锅内，倒入 500 毫升纯净水，大火烧开转小火煮至完全溶解，自然放凉。

（3）芒果肉与火龙果果肉切细丁，倒入步骤（2）的水中，混合均匀，静置20 分钟，待凝固后，切小块。

（4）将步骤（1）中的面团分割成 15 克大小的面团，包入步骤（3）中的果肉晶体，用模具压出漂亮形状。

（5）上锅蒸熟，均匀浇上糖桂花即可。

食疗小贴士

南方一向有炒栗子做糕的习惯,《南稗类钞》中说:"栗糕,以栗去壳,切片晒干,磨成细粉,三分之一加糯米粉拌匀,蜜水拌润,蒸熟食之,和入白糖。"这道小点心,是从《红楼梦》中提到的一种点心"桂花糖蒸新栗粉糕"变化而来。为什么叫"桂花糖蒸新栗粉糕"呢?吃过栗子的人都知道,炒栗子次日的香味大不如当日的,新栗粉糕和栗粉糕的风味迥异,有天壤之别。所以,如果想要做出香糯十足的栗粉糕,就一定要用新栗子。栗子被称为"肾之果",冬季为肾经所主,最宜吃栗子。配各类鲜果养阴生津,在小雪这个适合养藏的节气,藏精而不生内热。

大雪

大雪时节,温度降低,湿度增加,阴气逐渐加重。《遵生八笺》中说:"仲冬之月,寒气方胜,勿伤冰冻,勿以炎火炙腹背,毋发蛰藏,顺天之道……君子当静养以顺阳生。"此时应顺应天时,以养护阳气为主,宜进食温补助阳、辛温御寒的食物,可根据自身情况选用辣椒、生姜等辛辣食物祛风散寒。

另外,饮食宜增苦绝咸。中医认为,苦味入心;在阴阳之中,苦味属阴;在五行之中,苦味属火。苦味,阴火也,可使心火下济于肾水,能坚肾阴,以达到阴阳互交、水火既济的平衡状态。而此时过食咸味则会使本来偏亢的肾水更亢,从而导致心阳的力量减弱。大雪时节阴气盛,阳气闭藏,代谢是一年中最为缓慢之时,吃任何好东西都能存得住,可以很好地消化吸收,健脾、养肾、养血的好食材以及各种补品,都是大雪时节的好选择。

墨鱼竹荪汤

食材：

墨鱼干 50 克、鸡脚 30 克、猪瘦肉 25 克、桂圆 2 粒、莲子 6 粒、竹荪 10 克、葱 10 克、姜 10 克、土鸡汤 500 克、盐 2 克。

制作方法：

（1）墨鱼干泡发好，去膜洗净，鸡脚和猪瘦肉洗净焯水，莲子、桂圆、竹荪泡发好待用。

（2）步骤（1）中的食材放入炖盅，放入葱、姜，注入土鸡汤，炖煮 90 分钟后加盐，继续炖煮 15 分钟。

> **食疗小贴士**
>
> 大雪时节，天气寒冷，气血容易不畅，饮食宜遵循秋冬养阴的原则。肝藏血，主筋，爪为筋之余，鸡爪舒肝柔筋养血，配墨鱼可增强通利筋脉及养血滋阴的功效。桂圆温里养血，莲子补肾健脾，适合大雪节气食用。

冬至

冬至节气，阴极之至，阳气始生，相当于一天之中的子时，一年的阳气生发，由此而始。此时脾喜温恶冷，适宜进食温性食物。虽然牛肉、羊肉都有温补的作用，但是冬至时节阳气初生，多食此类热性食物易出现阳气外泄，水不能制火而致上火等各种不适症状。

可选用各类坚果，如花生、核桃、栗子、榛子、杏仁。这些食物性偏温热，其他季节食用容易上火，而冬至时节食用则偏于御寒，同时可增强体质、预防疾病。也可以选用莲子、芡实、薏仁、赤豆、大枣等平补类食物，以及芝麻、黑豆、海参、猪脊等滋阴益肾、填精补髓的食物。

紫玉糕

食材:

山药100克、紫薯50克、紫米50克、糯米粉50克、藕粉100克、椰浆400克、
太白粉50克、冰糖50克、纯净水300毫升、玉米油10克。

制作方法:

（1）山药、紫薯蒸熟去皮，捣成泥；紫米蒸熟待用。

（2）食材（玉米油除外）放入料理机中，打成粉浆。

（3）模具内刷上玉米油，将步骤（2）中的粉浆倒入模具中，蒸熟后脱模
即可。

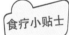 这道小点心的做法，来源于古代宫廷中常见的点心"紫玉糕"，
主食材是山药、紫薯、紫米。山药为药食两用食材，平补肺
脾肾。医学名家张锡纯认为山药能滋阴利湿，既滑润又收涩，
健脾补肺，固肾益精，在滋补药中属"无上之品"，"宜多
服常服"。紫米在我国栽培历史悠久，据《定番州志》记载，
紫米从宋代起即为历代地方官府向皇帝进贡的贡米，可养血
补虚，是御餐中的珍品。藕粉清热生津，椰浆养阴润燥，符
合冬至养阴生津、补气养血的需求。

小寒

俗话说"小寒大寒，冷成冰团"，充分说明了天气的寒冷，但是寒冷仅为表象，
此时蛰伏的阳气已开始萌动。小寒在腊月，一切"养藏"皆到达了最强大的储备期，
能量蕴藏在谷物的种子之中。小寒节气有喝粥的习惯，腊八粥就是代表之一。

寒为阴邪，主凝滞，此时是关节病的高发期，应适当选用温散风寒的食物，
如生姜、大葱、辣椒、花椒、桂皮等防御风寒邪气。在日常饮食中，仍应以温补为宜，
可选择人参、黄芪、阿胶、枸杞、当归等进补的药材佐餐。小寒进补适宜滋养阳气、
养肾防寒，但小寒仍在冬季之末，温阳益气的同时，还是要遵循养护阴津的大原则。

腊八粥

食材：

大米 10 克、白糯米 10 克、血糯米 10 克、小黄米 5 克、赤小豆 5 克、栗子仁 10 克、芡实 5 克、红衣花生 5 克、红枣 10 克、黄晶冰糖 5 克、纯净水800 毫升。

制作方法：

食材洗净，清水浸泡 4 小时；纯净水烧开后转小火慢煮至食材软糯。

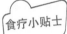 《素问·六元正纪大论》中说："食岁谷，以全真气。"意思是，食用当年之气而生长的谷物。在春天即将来临之前，吃各类谷物的种子，以借助种子的力量，使人体做好阳气生发的准备。

大寒

大寒得名于"寒气之逆极，故谓大寒"，为一年之中最后一个节气，为脾所主。此时阳气如果被湿气所困，最易引起脾胃寒湿。饮食的关键是健脾和胃，补气养血，保阴潜阳。大寒与春季交接，饮食上也要考虑季节变换，进补量应逐渐减少，以顺应季节的变化。除了继续保持"冬补"，应适当增添一些具有升散性质的食物，如紫苏叶、生姜、花椒、桂皮等，为适应春季阳气生发特性做准备，也可以防御风寒邪气的侵扰。

由于天气严寒，汗出较少，排尿增多，可适当增加动物内脏、瘦肉类、鱼类、蛋类等富含矿物质的食物。需要注意的是，此时正值春节前后，应避免饥饱失调、过食无度，并足量摄入蔬菜，适当补充健脾消食的食物，如山楂、柚子等。

红薯年糕

食材：

糯米粉 100 克、黏米粉 100 克、白砂糖 50 克、纯净水 450 毫升、干桂花 12 克、玉米油 10 克、红薯 100 克。

制作方法：

（1）干桂花挑去杂质，洗净；纯净水加热至微温，放入干桂花泡发至水自然凉。

（2）红薯切成长条蒸透。

（3）糯米粉、黏米粉、白砂糖倒入步骤（1）的桂花水中，加玉米油和成稀的粉浆；放入微波炉加热，每隔半分钟取出搅拌一次，直到成团，摸上去不黏手。

（4）用保鲜膜包裹粉团揉透，擀成长条，放蒸好的红薯条，裹起来后整理成圆形夹心长条；裹上保鲜膜放入冰箱放凉，切片，吃之前蒸透或者煎至两面焦黄即可。

食疗小贴士

大寒节气在一年之末，春节前夕，年味十足的大寒节气的习俗点心就是年糕。桂花温中散寒，理气和胃，既可御寒，又能在享受年糕美味时解其黏腻之性。红薯为生命力、适应力极强的救荒作物，吸收了土地的能量，对人体有较强的补益作用。《本草纲目》中载，红薯具有"补虚乏、益气力、健脾胃、强肾阴"之功效。大寒节气，与温补的桂花同用，补益正气，为来年的阳气生发培补满满的元气。